Alain Etchegoyen

NOURRIR

Editions Anne Carrière

Du même auteur :

Economistes en désordre, avec Bernard Bobe, Economica, 1990.
Les entreprises ont-elles une âme ?, François Bourin, 1990.
Le Capital lettres, François Bourin, 1990, prix Costa de Beauregard 1991.
La Valse des éthiques, François Bourin, 1991, prix Médicis 1991.
La Démocratie malade du mensonge, François Bourin, 1993, Grand Prix de l'essai de l'Académie française 1993 ; Grand Prix de l'Académie de Dijon 1993.
Le Temps des responsables, Julliard, 1993.
Le Pouvoir des mots. Dictionnaire critique de l'entreprise contemporaine, Dunod, 1994.
Le Corrupteur et le Corrompu, Julliard, 1995.
Fables intempestives, Stock, 1996.
Des libertés sous influence, Le Seuil, 1997.
Eloge de la féminité, Arléa, 1997.
Les Défis de l'éducation, France-Loisirs, 1998.
La vraie morale se moque de la morale, Le Seuil, 1999, prix Blaise Pascal 1999.
Les pères ont des enfants, avec Jean-Jacques Goldman, Le Seuil, 1999.
Vérité et liberté, Fayard, 2001.

ISBN : 2-84337-194-5

www.anne-carriere.fr

NOURRIR

Aux bouchers et poissonniers
Aux viticulteurs, ostréiculteurs et agriculteurs
qui me permettent encore de nourrir
celles et ceux que j'aime.

Le temps de nourrir

Qu'ai-je donc fait d'autre que *nourrir*?

Je viens d'avoir cinquante ans. Une étape difficile. Stupidement désagréable. On me console de toutes parts, à force d'arguments, de gestes et de témoignages divers. Cinquantenaire, maintenant. La première transition pénible. Caresses et paroles trop réconfortantes, trop visibles.

Au milieu des courses multiples, des femmes, des enfants, des étudiants, des clients. Je m'interroge seulement à cet instant. Tardif pour un philosophe ! *Que fais-je de mon temps ?*

J'examine une journée, une semaine, un mois, une année. « Tu fais trop de choses », me répète-t-on. Je ne sais plus si je suis philosophe, père, industriel, écrivain, médiatique, « dealer de concepts », mari, amant, ami. Joueur, certainement. Métissé, sans aucun doute. Pourquoi chercher un trait d'union sous les masques, une identité illusoire ?

Je m'exténue dans les approches théoriques de mon ego surdimensionné pour ma propre réflexion.

J'examine une journée, une semaine, un mois, une année. J'apprends toujours et toujours ce plaisir d'apprendre, de boucher un trou béant d'ignorance et d'angoisses. Sisyphe.

Fil rouge ? Continuité ? Identité ? Ces concepts m'ennuient. Je m'épuiserai à chercher un lien que je fuis sans cesse ou que je refuse avec obstination. Il ne manque pas de taxinomistes pour évoquer le pouvoir, l'influence, le sexe, ni d'astrologues pour me renvoyer sans cesse à la gueule le Scorpion – « bon sang, mais c'est bien sûr ! » Tout cela m'ennuie.

J'examine une journée, une semaine, un mois, une année. Non ce que je suis, mais ce que je fais. Quelque chose, quelque activité, quelque souci de faire qui n'ont rien à voir avec les idées, écrits ou interviews.

Et là je sais !

Je n'ai qu'à regarder tous ceux que j'aime, enfants, femmes, ou étudiants et leurs proches qui s'imbibent de cette affection. Je sais ce que je leur fais, malgré eux quelquefois. Je sais mon souci. Je sais ce qui rythme mon temps quotidien. Ce que je dis le moins, forcément. Ce que je fais le plus, forcément. Comme tous et comme toujours.

Je sais : je les nourris. Et j'y pense tout le temps.

Je n'évoque guère ces nourritures spirituelles et intellectuelles qui définissent parfois mes divers métiers au prix d'une métaphore aussi hardie que pauvre – je n'ai jamais ressenti cette relation grossière entre deux types de nourritures.

Je ne pense qu'à nourrir vraiment. A regarder manger, à entendre manger, à sentir manger, dans un corps à corps obsédant.

Nourrir, l'acte répétitif par excellence ? Non, nourrir, l'acte singulier, jamais le même, tout à fait un autre. Pour un autre, pour une autre. Ou autre pour la même !

Comme on le dit d'un obsédé, *je ne pense qu'à ça.* Du matin au soir, et la nuit même. Je ne pense qu'à nourrir, c'est-à-dire à faire, puisque nourrir, c'est toujours faire et refuser de ne pas faire.

Pas de théorie, ni devant, ni derrière. Je pense à nourrir : si je suis là, je le fais ; si je pars, je prépare ou, au pire, j'approvisionne. Pourquoi « je pense à nourrir » et pas seulement « je nourris » ? Parce que nourrir occupe tout le temps de la pensée, demande du temps, exige du temps, organise le temps, occupe le temps : les courses sans l'oubli d'un ingrédient, avec le sel, le poivre, le vinaigre balsamique, en reste-t-il ? Vérifier, fouiller, inventorier, périmer, sélectionner...

Penser car il ne doit rien manquer, ni épices, ni pain, ni boisson. La nourriture est un assaisonnement permanent : nourrir suit le cycle du temps, des saisons, des maturités.

Nourrir, non, ne prend pas du temps. Nourrir donne du temps, ou mieux, donne le temps. Le temps dans toutes ses dimensions : nourrir quand il fait chaud ou froid, nourrir quand les aliments sont dans leur saison, assaisonnés.

Nourrir, c'est l'expérience multiple, plurielle, du temps qui passe et du temps qu'il fait. Expérience aussi du contretemps : plat rafraîchissant par temps chaud, plat chaud par temps de givre. Potages, soupes, glaces.

Le Temps nous intègre à la Nature, même dans une société où les ancrages se dérobent : notre temps d'homme, toujours confronté au temps des choses. Collisions des temps humain, animal, végétal.

Et le rythme si culturel : à quelle heure déjeune-t-on ? dîne-t-on ? soyez à l'heure. Le juste-à-temps n'a pas été inventé par les industriels soucieux de productivité mais par les cuisiniers. La cuisson, mesure du temps. Le service, harmonie des temps.

Toutes ces digressions pour dire une seule chose essentielle : il n'est pour moi pas d'activité plus globale, plus cosmologique, plus humaine que l'activité de nourrir.

Le rêve archaïque d'échapper au temps qui passe, c'est-à-dire à notre humanité la plus profonde, passe aujourd'hui par le surgelé, le sous-vide et les plats préparés. Fossoyeurs du temps, dans son humanité radicale, ceux qui les conçoivent et ceux qui les consomment fondent le virtuel bien plus que les nouvelles technologies. La manipulation passe toujours par le temps : avec les illusions de temps gagné, de temps perdu. Pour quoi faire? Pour faire occuper le temps par l'inhumain. Les livreurs de pizzas sont les apprentis sorciers des temps modernes. *Fast-food*, le mot qui ensevelit le temps de nourrir.

« *Je n'ai pas le temps* », entend-on parfois, comme un cri de désespoir ou comme une lâche justification. Personne *n'a* jamais le temps, le temps ne se laisse jamais avoir par personne. Nous sommes dans le temps sans jamais l'avoir. « Etre sans avoir plein les armoires », comme chante Souchon.

Nourrir, c'est approfondir l'expérience du temps, mais surtout l'expérience d'un temps qualifié. Beau temps, bon temps, long temps parfois, temps affectif avant tout. Même le temps court est du temps, à condition qu'il ne soit pas raccourci par principe. Ce temps court, je veux te le consacrer. Te nourrir quand même, malgré ce train, cet avion ou ce rendez-vous. Je t'aime dans le temps, toi, ma fille, mon fils ou toi, la femme que j'aime : assieds-toi, même quelques minutes, que je te nourrisse et *prends le temps*, c'est-à-dire, *prends le temps que je te donne. Reçois ce moment pour qu'il ne passe pas.* Le temps de nourrir tatoue la mémoire. J'ai toujours détesté cette expression machiste et méprisante de quelque mâle imbécile qui se vante d'avoir *sauté* une femme : en effet, *sauter* un repas, c'est l'annuler, le réduire à rien. Seules les charlottes et les amandines peuvent, parfois, être sautées.

Le temps de nourrir c'est l'effectivité presque tangible de la durée : il va du temps consacré ou réservé au temps interstitiel, au temps saisi ou détourné entre deux rendez-vous ou deux conférences. Nourrir est une succession d'actes d'épaisseurs et de contenus différents. Il s'y joint toujours quelque ordre dans la prévoyance et la prévision : concevoir un repas, planifier une semaine, sauvegarder un temps pour les courses, préparer à l'écart sans qu'aucun nourri ne soit là, ensuite servir, manger et regarder manger. Puis évacuer. Mais aussi de petites précautions élémentaires qui s'inscrivent dans le temps comme des soucis lilliputiens : fouiller un réfrigérateur, inventorier des épices ou des huiles, ne pas oublier le pain. La cuisine est toujours affaire de stock, avec cette dimension singulière du temps que donne le périssable.

Certains cherchent à supprimer le temps par tous les bouts, à coups de surgelés, de conserves, de sous-vides, de cellophanes, de conservateurs : malgré de belles réussites, il s'y perd toujours quelque chose qui tient précisément aux temps subjectif et objectif. Le premier mesure l'affection portée à celui ou celle que je nourris ; le second s'attaque aux aliments, comme on le dit d'un acide qui procède lentement. Nourrir, c'est pour moi dépenses, générosités, affections, expression, partage. C'est pourquoi je suis si sensible à mes propres rétentions, à mes reculs encore inconscients, dans ces moments où je n'ai pas encore réalisé que j'aime moins, que je désire moins, que je m'enfuis ailleurs, vers le désir de nourrir une autre peut-être.

Je ne nourris jamais ni une bouche, ni un ventre, ni un corps anonyme.

Je nourris une personne en l'aimant. Je nourris en cuisinant, en offrant, en approvisionnant. Cette personne – l'autre qui reçoit quand je le reçois –, j'aurai souvent envie d'en parler. Aussi ce texte n'est-il ni un livre de cuisine, ni une théorisation de cette action d'un type particulier – *Nourrir* –, mais un recueil d'expériences, c'est-à-dire aussi une galerie de portraits. En effet, quelque continue que soit en elle-même cette obsession nourricière, s'en détachent certaines figures ou certains événements *qui ne furent pas comme les autres* : l'ami d'un enfant découvrant le saint-pierre, une femme divinement surprise par deux œufs sur le plat apportés jusqu'au seuil de son lit, un écrivain qui racle en cachette le fond d'assiette enduit d'une suave sauce née d'un homard breton mariné dans un sauternes, mais aussi un filleul saisi d'horreur à la vue d'un ver poilu frétillant dans le jus d'une huître plate, ou cette autre femme trop gâtée qui confond une nourriture affective avec le prix normal d'une putain...

Non, pas un livre de cuisine non plus. Le livre de cuisine s'adresse à tous et à n'importe qui. C'est autre chose que de nourrir quelqu'un. Les livres de cuisine sont des livres de photos et non des livres de recettes.

Les grands cuisiniers font ce qu'ils peuvent. Ça n'est pas grave car chacun le sait. Ils disent le dérisoire et l'accessoire figés quand ils laissent de côté le corps nourri et le faire subtil dans lequel prennent les aliments. C'est une chose que d'indiquer les ingrédients nécessaires – dans le meilleur des cas – et les courses à faire ; c'en est une autre que d'attendre un avis ou d'écouter un plaisir. Je n'ai jamais réussi à cuisiner avec, à côté des feux, un livre ouvert, farci de proportions et de pesées. J'ai besoin de liberté, d'inventions, de tâtonnements qui s'adaptent à ceux ou celles que je nourris.

De même que toute conscience est conscience de quelque chose, toute nourriture est nourriture de quelqu'un ou quelqu'une. Je ne perçois pas clairement ce que pourrait être une démarche synthétique ni didactique : seul l'autre oriente l'acte de nourrir. Les enfants d'abord, les hôtes ensuite. Les femmes aussi, sans surtout. *Je pense à nourrir* signifie toujours : je pense à eux, je pense à elle; je rumine un menu, des achats, je prévois le temps, j'attends le moment de nourrir. Ce sont douces pensées pour eux ou pour elle.

Entre les lignes, Brillat-Savarin a tout dit des différences entre le plaisir sexuel et le plaisir gastronomique. Je n'y reviendrai pas, sauf pour telle ou tel. En fait, surtout pour telle. Ce me semble d'ailleurs une erreur que de vouloir comparer ce qui restaure et ce qui épuise. Seuls comptent le temps et les places de l'un et l'autre dans le temps : avant, après, pendant, jamais, toujours, désormais, jadis, naguère, ou enfin... ou hors sujet! Bien sûr, il s'agit de plaisir, de procurer du plaisir, d'envie, d'envie de procurer du plaisir. Avec le Nourrir, l'acte s'accomplit pleinement, dans toutes ses faces. Il n'y a ni ce consommateur qui prend ce qu'il paye, ni cette prostituée qui fait la même chose, mais deux faces du même plaisir.

Narcissisme ? Certainement. Difficile de nourrir sans se regarder nourrir, sans commenter. Il y a ceux qui parlent en faisant l'amour et ceux qui se taisent. Je n'ai aucun avis là-dessus. Mais le silence me pèse quand je nourris, même si on ne parle pas la bouche pleine. Que ce soit le silence des enfants, de leurs amis, de mes étudiants ou d'une femme. J'ai besoin de quelques formulations qui se substituent à l'orgasme. J'ai quelquefois nourri à l'aveugle sans être certain de cette femme-ci. Parfois connu quelque désillusion dans le silence ou, pire, dans le commentaire stupide. De quoi tuer tout désir pour qui n'a pas le besoin bête et brutal de décharger sa libido n'importe où.

A vrai dire, solitude plus encore que narcissisme. L'acte de nourrir mélange avec une grande félicité la solitude et la présence. Solitude pour la conception, l'approvisionnement, l'élaboration. Présence pour la consommation et le plaisir. Je suis certain que mes meilleures idées me sont venues dans une cuisine pendant le temps que laisse une marinade ou une macération.

« Tu m'as chassée, même de la cuisine ! » terrible mot de la mère de mes trois filles aînées. Nous nous séparions. Terrible mot que j'assumai car je naissais alors à cet acte de nourrir sans jamais l'avoir pensé. Mes premiers enfants, mes trois filles, Marie, Sophie et Laure, sont les mères de ce que je suis en tant que je nourris : nous avons appris ensemble ce que sont *nourrir* et *être nourri*. La solitude, essentielle à l'existence, l'est aussi dans tout le processus qui aboutit au plat que j'offre. Je hais ceux qui viennent s'enquérir ou, pire, qui se croient permis de suggérer : « tu ne sales pas du tout ? », « un peu trop épicé ». Ou, « moi, j'ai un micro-ondes », « pourquoi tu ne t'achètes pas un appareil électrique ? ». Qu'ils se taisent ! Mieux : qu'ils n'envahissent pas mon espace, mon territoire, mon *etche* à moi, comme disent les Basques... J'adore les enfants, les miens et leurs copains. J'évite leurs mères quand elles se mêlent, chez moi, de commenter, d'accompagner, ou de prévenir les aversions supposées de leurs rejetons mal élevés, c'est-à-dire mal nourris. Je le sais, je n'ai pas « l'esprit d'équipe » pour nourrir. Je ne tiens pas un restaurant. Je nourris chez moi. Seul. Libre. J'y abhorre les parasites.

Rien de plus dépaysant pour moi qu'une cuisine avec ses instruments inconnus, inadaptés, toujours imparfaits. Cette cuisine où je ne peux rester seul car il faut toujours demander où se trouve cet instrument évidemment absent...

Quelques psychanalystes répètent sans cesse que nous sommes tous bisexuels. A jouer le rôle depuis des millénaires dévolu aux femmes, je tomberais en plein dans l'espèce commune. « C'est typiquement votre côté féminin qui s'exprime à travers la fonction nourricière. » Fadaises. Certes, en nourrissant se multiplient quelques intersections sexuelles, positives ou négatives, dissuasives ou épiphaniques. Mais il faut se méfier, me dit-on : il existe des femmes sexuellement performantes et gastronomiquement indigentes. Je n'en veux pas. Je n'en ai jamais voulu. Quel ennui...

Bisexuel ? Avec pour chacun une part cachée, dissimulée, refoulée d'homosexualité... Comment expliquer alors que je n'ai jamais désiré nourrir un homme seul... en tête à tête ? C'est comme ça !

Il est temps de fuir ces extravagances théoriques. Puisque nourrir, c'est toujours nourrir quelqu'un, je n'ai pas d'autre choix que l'autre qui est nourri. Mes enfants d'abord, puis leurs copains, mes gendres, mes étudiants, mes concitoyens, et une femme. Enfin tous ceux que j'aime, tous ceux que j'ai la joie d'aimer en nourrissant. Joie alchimique de la transformation. Joie de constituer le corps des enfants. Joie de moments collectifs. Joie de conversations sur le goût suscitées par le fait même que je nourrisse. Joie d'étudiants dans l'autodérision de leurs incapacités. Joie de partage, d'une activité commune, de commentaires convergents, de moues congruentes. Joie de la récompense aussi car le travail est immédiatement suivi de sa gratification. Joie légère, joie de la légèreté, joie du léger lorsque, au beau milieu de conversations qui refont le monde, critiquent ses vices ou prédisent son avenir, les discours ripent sur une sauce ou un assaisonnement, s'émeuvent de frites bien grillées à l'ancienne ou s'interrogent sur une saveur surprenante. Joies, rires de joie, quand la nourriture a mis dans de nouvelles conditions, quand les vapeurs de vins subtils libèrent les paroles, quand une douce euphorie naît de sensations communes à toute une tablée.

Comme l'écrivait merveilleusement Spinoza, la joie est ce sentiment qui voit augmenter notre puissance d'agir. Non, décidément, nourrir ne m'a jamais volé de temps, j'ai toujours pris le temps de nourrir : pour enrichir cette durée qui m'est propre comme un temps qui enfle et gonfle, restauré, revigoré par cette joie si singulière, nourrie de mes enfants, de mes hôtes et de cette femme-ci.

ENFANTS

La timbale de 7 à 77 ans

Cet exemple relève d'une tradition propre à toutes les régions, d'un œcuménisme transgénérationnel et d'une transmission rarissime dans mes pratiques culinaires. En effet, la timbale était un grand classique de ma grand-mère, toujours soucieuse d'accommoder les restes, de ne rien jeter, et de procéder avec économie. J'en fais un autre usage, qui soulage ma conscience et satisfait mes obsessions. Je prépare une timbale quand je m'absente. Je suis alors inquiet avec excès. Je devrais être là pour nourrir mes enfants de tous âges et je sais que je ne serai pas là, qu'une étudiante ou l'une de mes grandes filles va devoir *faire à manger* à tous les autres, mes enfants et leurs amis présents. Je me fais pardonner en préparant, la veille, un de leurs plats préférés, cette timbale qu'il restera seulement à réchauffer et à faire gratiner. Du coup, ils se réjouissent presque de mon éloignement et, à mon retour, me racontent l'exploit de celui qui en a mangé le plus – et repris combien de fois ! Si Thomas est présent, c'est lui, sans nul doute.

La préparation est simple mais assez longue. Je fais cuire, d'un côté, de banales coquillettes, d'un autre, dans un lourd fait-tout de fonte, un mélange improvisé en fonction de quelques résidus de la veille : bœuf inachevé, blancs de poulet raclés sur la carcasse, tranches de jambon laissées en rade... Seuls restent invariables des champignons émincés, quelques oignons, des feuilles de laurier, des lardons – extraits d'un lard non paysan car le goût serait trop fort au regard de l'ensemble. Le tout croustille lentement dans un beurre abondant. J'ajoute les coquillettes à ce mélange, du comté râpé, je sale à peine à cause des lardons, je ne poivre pas en pensant aux plus petits, et j'arrose l'ensemble d'une belle sauce tomate italienne aussi éloignée du ketchup qu'il est possible de l'être. La timbale est alors versée dans un plat à four et recouverte, à nouveau, d'une couche de comté râpé, ici et là parsemée de légères noix de beurre pour le gratin.

C'est un plat complet, nourrissant et flatteur, même si quelque enfant rétif dissocie parfois les champignons de la timbale aimée. Ça marche à tous les coups et chacun en reprend au repas suivant, quand je suis revenu, pour finir le reste des restes.

D'où vient ce curieux nom de *timbale*? Ma grand-mère faisait ce plat dans une curieuse petite timbale en terre cuite, de couleur marron-orangé, avec un couvercle qu'elle soulevait en arrivant à table pour nous servir. L'objet existe toujours, rangé en bas d'un buffet normand, à l'écart de toute casse possible, et ma grand-mère revit dans la mémoire de mes enfants, quand j'explique et réexplique pour leurs amis la dénomination du plat. *In memoriam*... Etre nourri, c'est se ressouvenir.

Les enfants, d'abord

Un fantasme pour commencer et pour conclure : les corps de mes enfants sont imprégnés de mes mains, de mes potages, de mes viandes, de mes huiles, de mes poissons sauvages.

Dans leur chair, dans leurs beautés si différentes, dans le ton de leur peau, se sont accumulés mon temps et mon amour. Du biberon à leurs absences d'adultes, j'essaie de tenir le plus longtemps possible. Les conditions changent complètement : avec un biberon, nourrir se réduit à une présence ; quand ils sont partis, nourrir n'est plus qu'un approvisionnement, sauf les jours de fêtes familiales, les plus nombreuses possibles.

Nourrir encore, toujours nourrir. Nourrissons, enfants, adolescents, adultes, mariés, toujours nourrir.

Bien sûr, malheureusement, je ne suis pas seul à les nourrir. Au rythme de décompositions et recompositions successives, leurs mères le font aussi. Quelquefois elles le font bien. Je serais injuste d'écrire comme si j'étais seul à nourrir. Parfois elles le font mal. Je mentirais si je leur rendais alors un hommage mondain. Elles ont d'autres vertus qui me manquent. Beaucoup d'autres. Nourrir ne fut jamais leur premier souci. Tant mieux. Raison de plus pour améliorer, soigner, corriger, rectifier, bref, reprendre en main.

Avec les enfants, je mesure la différence non anecdotique qui s'impose entre *nourrir* et *cuisiner*. J'ai connu ces moments cruciaux dans lesquels nourrir est le tout de mon activité : aucune démarche gastronomique ne vient alors parasiter l'essence de l'acte lui-même, et le temps semble m'échapper, qui dépend seulement d'une ingestion capricieuse.

Avec les enfants, la différence s'impose au commencement et à la fin : d'abord nourrir sans aucune élaboration, enfin approvisionner sans même voir la consommation et ne vivre celle-ci que dans le commentaire et la reconnaissance de mes aînées. « Quand tu veux ! » me lancent-elles ravies en évoquant leur dernière livraison...

Entre ces moments extrêmes, nourrir est une *initiation*. Je n'aime pas trop le mot *pédagogie* pour décrire ces actes infinis qui incitent à la découverte, en contraignant parfois, ouvrent aux sensations, en étonnant toujours, et développent le jugement du goût, en respectant quelques aversions inexplicables.

J'aime nourrir, et, quand on aime ainsi et qu'on aime aimer, l'enfant semble une proie facile. Je voudrais qu'il aime ce que j'aime, je voudrais partager avec lui l'agrément qui acquiesce comme celui qui produit du plaisir. Mais très vite, dès le premier enfant, éclate le mystère des papilles subjectives. Il s'extasie autant qu'il résiste et, au terme, quand vous lui croyez le goût formé, il abhorre et désire, dans une anarchie gustative qui désole et enthousiasme le nourricier narcissique. Plus tard, je me retrouve face à leur adolescence puis face à un homme ou une femme, pour ne leur donner que du plaisir, et les nourrir de mets différents.

J'ai tout appris de mes enfants en les nourrissant ; ils ont presque tout su de moi en étant nourris.

Les temps ont changé. Quelques siècles auparavant, le père montrait à ses enfants ce qu'il savait faire, il transmettait un métier et de multiples compétences. Son autorité se fondait sur cette transmission. Aujourd'hui, la plupart des enfants ne comprennent pas le métier de leur père. L'autorité est devenue de plus en plus abstraite. Le foyer est peuplé d'instruments et de machines que le père est incapable de réparer lui-même. Darty nous discrédite tous les jours. En nourrissant mes enfants, j'ai l'intime conviction de leur avoir montré tous les jours quelque faculté. Dès leur plus jeune âge, je leur explique la blonde d'Aquitaine, cette magnifique race à viande qui fut si près de disparaître de notre territoire national. Je leur montre, en pleine vallée des Aldudes, les porcs basques de Pierre Oteiza qui ont failli connaître le même sort. Ils savent que je sais faire quelque chose, les nourrir.

Nourrir, nourrisson

Nourrir, nourrisson. On nomme le nouveau-né *nourrisson* non parce qu'il ne fait qu'être nourri – il fait déjà bien d'autres choses – mais parce que, le nourrissant, nous ne faisons que le nourrir. Telle est la forme la plus épurée de l'acte. Est-ce la plus pauvre ? Nous n'élaborons rien comme le signifie la femme qui sécrète simplement le lait maternel, dans un mouvement proche de tout le genre animal. D'ailleurs, entre femmes, la question : « Est-ce que vous avez nourri ? » renvoie immédiatement à l'allaitement. Je crois bien avoir toujours voulu briser ce monopole du nourrir. Et ça commence tout de suite.

Certes, c'est une déclinaison bien pauvre de l'acte nourricier car tout se joue en dehors de l'ingestion elle-même. De ce fait, l'essence même du nourrir se manifeste sans doute à ce moment-là : épuré, réduit à rien, il échappe à ses apparences, pour manifester de l'affection, du pouvoir, de la propriété, de l'angoisse. L'enfant est plus près de l'objet qu'il ne sera jamais, il n'a pas encore commencé ce mouvement incessant qui le conduira à s'échapper dans sa différence radicale.

Je fais l'hypothèse que l'acte de nourrir devient de plus en plus complexe pour manifester à nouveau ce qui n'est plus désormais perceptible dans la simplicité. J'en fais l'hypothèse arbitraire car je suis en train d'écrire, mais j'oublierai cette interprétation dès que je recommencerai à vivre.

J'ai réussi un exploit qui fait frémir d'horreur tous ceux et surtout toutes celles à qui je raconte avec une fierté naïve que j'ai nourri tous mes bébés en me débrouillant pour qu'aucune mère n'allaite. Au retour de la maternité : compassion pour la maman fatiguée. Aussi ai-je à chaque fois suggéré qu'elle se reposât dans sa chambre pendant que je prendrais le bébé dans la salle de séjour. La nuit était donc pour moi, à la fois pour nourrir et pour retarder chaque nuit le biberon afin d'habituer plus vite mon enfant à « faire ses nuits ». Je les ai tous laissés pleurer un peu pour les rassasier enfin.

Loin de moi l'idée d'exclure la maman de cette activité, mais il n'est pas si facile d'y faire sa place.

J'ai réellement pris goût à ces premiers biberons : on peut y varier la position du corps, loger le bébé au creux de son bras, ou le soutenir avec la main placée à la fois sur la nuque et le dos. Puis il tient seul sa tête et d'autres possibilités apparaissent. Au moment du biberon, les corps se déplacent pour le rot final et la dépendance extrême du nourrisson donne un tour singulier au moment de nourrir. L'activité est très orientée vers les sécurités, avec le nettoyage au goupillon, la stérilisation, l'attention aux vomissements et la position du coucher quand l'enfant est repu.

J'ai toujours eu en horreur les tétines, ces substituts qui donnent un air complètement idiot aux petits et les trompent sur la nourriture. L'obtention du calme à ce prix me semble un bien mauvais signe pour leur avenir. On les nourrit de rien ou d'une substance flatteuse au débit doucereux.

En nourrissant mon bébé, je le vois se transformer tous les jours, je vois évoluer ses signes d'excitation et d'apaisement, ses rythmes d'absorption, ses premières préhensions. Pourtant je fais très peu de choses : je mélange un peu de lait en poudre et de l'eau, chauffe, stérilise, je suis encore absent du contenu. Seuls comptent ma présence et mon temps. Ils resteront toute la vie au cœur de l'acte :

nourrir, c'est éternellement dépenser et se dépenser en donnant d'abord du temps et de la présence. Plus tard, le temps se dilate dans les courses et les préparations, cependant que la présence physique n'est plus de contact, mais de conversation.

Lait nourricier

Mon enfant a donc progressé. Voici venu le temps d'un goût tout en éveil, tout en esquisses. Voici venu le temps de lui faire découvrir le monde, c'est-à-dire des sensations nouvelles, de cerfeuil, de cresson, d'artichaut, de poireau ou de potiron. Tout doucement, un petit peu à la fois, dans la couleur, la palpation et le goût. Nourrir s'enrichit alors d'une touche nouvelle.

Ça commence vraiment.

Au substitut du lait maternel s'ajoutent désormais ces herbes, légumes et agrumes qui achèvent de rompre le lien ombilical.

Mon enfant a réduit le nombre de ses biberons, fait ses nuits et rejoint nos horaires de repas. Il aime d'ailleurs cette nouvelle proximité et jouit de sentir qu'il s'aligne sur notre monde. Il s'agit maintenant de le mener à nous, par le contenu et plus seulement par les rythmes.

Quand je grille une côte de normande pour les grands, je rêve que mon dernier puisse bientôt y goûter. Je trouve presque injuste qu'il soit encore condamné au substitut maternel du lait, même épaissi par une farine goûteuse.

Je vis au milieu d'horreurs diverses labellisées par la faculté, ordonnancées par les médecins, recommandées par les pharmaciens, tous ces gens diplômés qui ont perdu le courage d'exhorter les parents au bon sens. A ce stade, moins encore qu'à tout autre, ne déléguez pas votre faculté nourricière à ceux qui soignent des maladies, enseignent la dernière prescription à la mode ou vous indiquent dans leur officine le rayon des petits pots et des potages en poudre.

C'est un moment crucial durant lequel nourrir est un subtil tâtonnement. De ces tâtonnements qui vivent et s'enrichissent de l'observation attentive et toute pleine d'amour.

L'encerclement existe qui vous dissuade de toute aventure et vous menace des pires pathologies : diarrhée, constipation, obésité à venir, digestion difficile, relents nauséeux... Au gré des modes, selon la rentabilité des prêts-à-cuire disponibles sur le marché, en vertu des thèses de médecine en cours et des dernières statistiques « d'une étude parue aux Etats-Unis », on vitupère les féculents, fustige l'acidité des agrumes, tous anathèmes qui, en l'espace d'une décennie, se sont substitués à des éloges aussi poignants. Ils disent et recommandent n'importe quoi. Et les parents font souvent n'importe quoi : les petits pots sont la propédeutique au McDo *for ever*. Alors que nous n'avons jamais eu autant de temps pour suivre, observer et aimer nos enfants, on nous harcèle de tous côtés pour déléguer à des industriels – au prix de la corruption organisée de tous les prescripteurs – l'acte de nourrir, dont on fait une contrainte quand il devrait être un plaisir. Qu'y a-t-il de plus important dans l'éducation d'un enfant que de l'observer avec amour ? que d'estimer ses rictus de désir et d'aversion ? que de lui apprendre les différences du monde par des moyens qu'il peut mettre en œuvre ? que de solliciter ses sens par la variété qui les aborde ?

Nourrir, c'est fuir tout ce qui normalise et uniformise. La vie est néguentropie, exaltation de l'hétérogène, tandis que notre société développe sans cesse l'homogène.

Chaque enfant est différent par son cerveau, par son estomac et son intestin. Les singularités sont viscérales tout autant qu'intellectuelles. Aucune règle n'est absolue, on tâtonne, on observe, on ajuste. Je vais acheter une touffe de cerfeuil pour colorer son lait. Je sais que quelques fibres le feront résister et qu'il faudra parfois déboucher la tétine qu'elles obstruent. Alors, j'essaierai un bouquet de cresson en ne cuisant que les feuilles qui passent mieux. Ou un petit morceau de cœur d'artichaut qui viendra parfumer le goût lacté auquel il s'est habitué. Le biberon se teint de ces diffusions epsilonesques pour commencer. Pourquoi s'affoler d'une petite diarrhée ? Pourquoi évoquer la panique d'une déshydratation quand un peu d'eau de riz ou quelque carotte bouillie y porteront si rapidement remède ?

J'aime ces « nourritures affectives », comme l'écrit si justement Cyrulnik. C'est un moment de transition. Au blanc pur et lacté d'une nécessité organique succèdent mille nuances métissées. Le lait demeure, amendé de jolies affections. Le lait n'est plus qu'une base animale qui s'enrichit de libertés et de choix. Bien sûr, ce sont mes libertés et mes choix. Mais c'est aussi la naissance de l'humanité : une des différences primordiales entre l'homme et l'animal réside dans la liberté que l'homme éprouve avec la nourriture. L'animal herbivore meurt de faim près d'une viande appétissante. L'homme est omnivore, « homnivore », comme l'écrit Claude Fishler. Dans sa liberté élémentaire, il peut choisir la diversité pour survivre, et seule sa culture – bel héritage de générations successives – lui prescrit des goûts spécifiques. Aux abords de la perdition, l'homme est toujours libre de manger n'importe quoi si de cette liberté dépend son salut.

Chaque farine, chaque petit pot proposent à notre enfant des goûts différents ! m'objectera-t-on. Et puis l'on y trouve des garanties d'hygiène, de sécurité, de traçabilité – comme on dit aujourd'hui. C'est vrai. Mais y trouve-t-on l'amour du temps dépensé ? Y récolte-t-on les saveurs de l'herbe coupée ? Lui-même y perçoit-il des consistances nouvelles, fussent-elles difficiles pour commencer ? Certainement pas. C'est toute la différence qui existe entre « faire manger » un petit enfant et le « nourrir ».

« Faire manger » un enfant se délègue très bien à Nestlé, à une baby-sitter ou à une crèche. Il en faut pour les urgences ou l'organisation du travail. Ou pour certaines formes d'indifférence. « Nourrir » son enfant est en revanche un plaisir toujours recommencé.

Nourrir, c'est ensemencer. J'ai fait mes enfants comme ça, toujours avec la femme que j'aime. J'ensemence et nous récoltons. Dans ces couleurs nouvelles du biberon qui jaunit, verdit, s'assombrit, se potironne ou se cressonne, je retrouve le geste de l'ensemencement, quoique s'y confesse un plaisir différent.

Chaque couleur nouvelle d'un vrai légume me permet d'épier mon bébé. Un rictus apparaît qui exprime son étonnement. La faim quelquefois le rend tolérant. Mais, dans mon narcissisme assumé, je préfère saisir ses mouvements nouveau-nés de mon temps et de mon amour, que les réactions programmées au dernier Fisher-Price fait par n'importe qui et pour n'importe qui.

Mon bébé ne sait ni ce que c'est ni que c'est moi, mais j'ai du mal à penser que ces premières saveurs sont sans dimension subliminale.

Je rêve quand j'aime...

Rouge, jaune, vert

Les potages se situent dans la continuité des métissages avec le lait nécessaire et animal. Mais, quand ce dernier affadissait encore les couleurs singulières des légumes et des herbes, les potages restituent toutes leurs identités et singularités. L'hiver est leur saison.

Elles ont beau avoir entre vingt-cinq et trente ans, mes trois premières filles ont gardé ce vocabulaire de leur enfance. Elles l'ont même transmis à leurs trois frères et sœur.

Trois filles, trois couleurs, trois décisions, trois privilèges.

L'une préfère le potage jaune, la deuxième le potage vert et la troisième le potage rouge.

Le fond est identique : carottes, pommes de terre et oignons. Reste le colorant naturel : dans l'ordre, poireau, cresson et potiron. Au cresson se substitue quelquefois le cerfeuil, mais peu importe, c'est la couleur qui compte. Et les petits font de même, prosélytes à l'égard de leurs amis pour expliquer la différence entre soupe et potage.

Quand j'amenais le potage à table, c'était la fête pour l'une et le froncement de sourcils pour les autres. Je ne devais pas me tromper dans la rotation des couleurs !

Je le sers toujours dans un grand bol blanc. Les enfants commencent à la cuillère, tant qu'il est chaud, puis l'achèvent en portant le bol aux lèvres, ce qui leur fait des moustaches jaunes, vertes ou rouges ! J'aime ce geste de plonger la louche dans le liquide épais et fumant pour le verser doucement dans chaque bol. En moi affluent des sensations subtiles et agréables : il va imprégner la chair de mes enfants de légumes sains et frais, leur réchauffer la gorge par temps de gel, et les nourrir de quelques autres adjuvants. En effet, chacun a ses manies : quatre d'entre eux font couler une épaisse crème fraîche, pour les deux autres, ce sont des noix de beurre et un nuage de lait. Presque tous ajoutent du parmesan ou du gruyère râpés. Le potage devient alors un plat complet. Mon plaisir s'accroît, ils le savent bien, quand ils me réclament une autre louche...

Curieusement, j'ai l'impression que les potages se cuisinent de moins en moins car les amis de mes enfants se jettent en général sur leurs bols, même si certains restent rétifs à telle ou telle couleur.

Et puis le potage a un avantage : il peut se préparer pour deux jours. Combien de fois m'est-il ainsi arrivé, à la veille d'un déplacement, me sachant absent pour deux dîners, d'en préparer en pleine nuit pour soulager la mauvaise conscience de ne pouvoir les nourrir aussi longtemps. J'attends l'heure la plus proche de mon coucher – trois heures du matin, toujours – pour qu'il soit le plus frais possible. Je pars en voyage serein mais vérifie quand même le soir au téléphone que tout s'est bien passé, c'est-à-dire qu'ils ont bien mangé.

Le génie du mixeur

On ne nourrit pas seulement avec les mains. La vie entière est peuplée d'instruments dont le seul usage est de nourrir. La société moderne exagère la robotisation des instruments. Ont été mis sur le marché des objets absurdes comme le couteau électrique, des appareils censés tout mélanger, tout broyer, tout centrifuger. Je suis très réticent face à ce développement d'apparentes facilités qui retirent des sensations essentielles : ainsi en est-il de ces machines ridicules qui se substituent à la cuillère en bois pour monter une mayonnaise ou ces micro-ondes qui acculent les meilleures volontés à la banalisation des surgelés, ou encore ces plaques électriques qui ignorent tout de la précision que donne la cuisinière à gaz. Je n'ai aucun esprit passéiste mais je déplore tout ce qui écarte des apprentissages essentiels, de ce qu'on appelle prosaïquement le *coup de main.* Quand je nourris, je veux sentir les choses, les cuissons, les consistances. Nourrir est avant tout affaire d'observation dans l'acte même de la préparation. Je connais mes couteaux, j'aime sentir la mollesse d'une viande sous la pression de la main.

Je fais une exception pour le mixeur : cet appareil, d'une grande simplicité, qui tient le temps, qui dure et qui est utile depuis les premiers potages jusqu'aux brandades collectives. Sa forme est très simple : souvent légèrement conique, il est toujours muni vers le haut d'un bouton sur lequel le doigt fait pression et vers le bas d'une hélice métallique qui broie les aliments. Cette dernière, quoiqu'un peu ridicule, tient de la magie par son efficacité remarquable. Je rendrais volontiers hommage à Moulinex si cette marque ne s'était lancée dans des produits absurdes. Quand je prépare le potage au cresson, le mélange des oignons, des carottes, des pommes de terre et des feuilles jetées sur le tard dans le bouillon apparaît composé de formes qui vont tout à coup disparaître. Des morceaux résistent, il faut alors les caler sous l'hélice pour qu'ils soient déchiquetés. J'aime ce moment où le potage devient homogène, cet instant précis où la couleur du cresson devient le ton général du liquide épais : seules les traces sur la louche et le bol rappellent la dispersion de l'ingrédient en particules infimes. Les premières purées avec quelques morceaux de viande ne sont possibles qu'avec ce mixeur.

J'aime cet appareil pour ce qu'il m'a permis de faire et de donner. Il m'en faut un dans chaque endroit où je nourris. Il est toujours là, prodige qui transforme des ingrédients épars en une belle totalité nourricière.

Premières purées

La purée, c'est la transition du liquide au solide. Cette évidence matérielle n'est pas aussi simple qu'il y paraît. Pratiquement, c'est le passage du biberon à la cuillère. Ainsi les purées accomplissent-elles la rupture du lien ombilical. Le contenu avait disparu avec les potages, c'est maintenant au tour de la forme.

Mon enfant ne mâche pas encore mais il ne tète plus. C'est là encore un grand moment.

J'ai toujours fait en sorte que le passage à la purée soit le plus rapide possible. J'éprouve une certaine répulsion à voir des enfants de deux ans collés à leur biberon ou le réclamant plutôt que le verre. Les mères cèdent toujours car le biberon évoque la tétée quand le verre indique l'autonomie.

Il en est de même des purées. Le passage à la cuillère m'évoque la pierre noire de *2001,* le film de Kubrick : tout à coup l'homme se lève et commence à dépasser l'animal.

Une fois de plus, la pomme de terre est un aliment clé. Elle donne à toute purée le liant incomparable qui assimile tous les autres ingrédients. Les transitions doivent être insensibles. Au commencement, la purée est un potage très compact, trop compact pour passer à travers une tétine. Le mixeur peut encore être utilisé, surtout s'il faut mélanger la purée à quelque viande d'agneau, de bœuf, ou à quelque poisson ferme. Ou encore si l'on veut garder, en continuité avec les potages, les saveurs du cresson, du cerfeuil ou du poireau qui ne se laissent pas écraser à la fourchette.

Mais l'apprentissage est difficile pour mon bébé. Il peut commencer très tôt, vers six mois, on supprimera alors tout biberon s'il parvient à boire son lait dans un verre. L'enfant doit modifier le mouvement de sa langue, encore habituée à presser la tétine. Il rejette d'abord une partie de la nourriture, non qu'il la déteste, mais cette langue, dans une activité désordonnée, ne parvient pas à ramener la purée au fond de la gorge. Il faut s'obstiner un peu, ne pas reculer, et l'opération se fera.

Le poisson facilite la transition. Un merlan brillant découpé en filets – à ne pas confondre avec le filet de merlan quasi industriel – mêlera facilement sa chair molle aux pommes de terre écrasées. Il faut en effet ménager cette sensation de l'homogène qui doit précéder la tolérance aux premiers morceaux. Il existe aussi de très petites cuillères, comme les cuillères à moka des services traditionnels, qui s'adaptent bien à la petite bouche de l'enfant et peuvent y pénétrer sans risque de le blesser. Ainsi pourra-t-il, le plus tôt possible, franchir cette étape décisive qui, dans l'acte de nourrir, manifeste pour la première fois le désir de rompre le cordon et de grandir encore.

La banane écrasée

Dans la transition entre la purée homogène et les premiers morceaux, la banane a toujours occupé une place de choix. Elle demeure, pour mes enfants, une préparation archétypique. Il leur arrive encore aujourd'hui, à vingt-cinq ou vingt-neuf ans, de me demander en souriant de refaire pour eux ce geste de leur enfance dans lequel ils me voient persévérer avec mes deux petits derniers.

Une banane bien mûre. Je la tranche en rondelles de quelques millimètres puis, à l'aide d'une fourchette, je l'écrase. Elle rend un jus épais. Je l'arrose de sucre et achève en pressant une moitié d'orange qui va liquéfier l'ensemble. Se présente alors un plat sucré composé de parties presque liquides et de petits fragments de banane qui fondent en touchant le palais.

Pour l'enfant, il n'est pas besoin de vraiment mâcher, mais il acquiert une nouvelle sensation :

sous la langue surgit l'hétérogène, une esquisse de matière qui se dissout presque aussitôt.

Une variante cependant : la banane est un des rares fruits – avec la pomme crue et le coing – qui permet de lutter efficacement contre les selles trop molles, voire contre une diarrhée avérée. Cette vertu accroît encore son usage. Dans les cas de difficulté intestinale, il est évident que l'orange pressée disparaît de la composition.

Premiers fragments

Après la découverte du goût, les premiers fragments sont l'invention de la consistance. Etape décisive que cette conjonction des dents qui naissent en même temps que la distinction du mou et du dur.

Les dents sont un événement important dans la vie d'une famille. Elles percent et provoquent douleurs et troubles digestifs. Notre enfant pleure, il est dérangé, ses menottes envahissent sa bouche dans des cris déchirants. La nature semble mal faite. De douleur en douleur, la croissance continue. Il faut que je suive.

Les purées se sont faites de plus en plus denses. Il connaît bien l'usage de la cuillère maintenant. J'ai toujours pensé qu'il fallait l'initier le plus tôt possible à cette cuillère : le biberon tardif, tenu par l'enfant lui-même, lui donne décidément un air stupide et je crois qu'il rétrécit son horizon. L'usage de la cuillère fait grandir en éloignant de la succion primaire. Des protéines mixées ont élargi l'éventail des goûts. Quelques fibres d'agneau ou de bœuf ont déjà suscité l'étonnement de sa langue mais ont été ingérées sans difficulté. Désormais, l'événement, c'est le morceau.

Je commence par quelques pommes de terre peu mixées – n'écoutez pas les modes médicales qui varient tous les quinquennats en proscrivant la pomme de terre une fois pour la recommander ensuite ! Ecrasées à la fourchette, pour que le goût l'inquiète le moins possible. Immédiatement, il réagit à la consistance inégale et sa langue repousse le fragment distinct de la pâte. Il faut y revenir sans tarder en le convainquant de manger. Les enfants de six mois sont toujours très drôles quand leur moue exprime avec tant de force un mécontentement réel mais qui ne va pas jusqu'aux pleurs. Nourrir est une joie qui ne va jamais sans tensions : à tout âge, il faut imposer quelque chose et refuser le premier rejet. Nourrir fait grandir en imposant des sensations nouvelles. J'attendrai encore quelques semaines pour trancher très fin une viande douce mais je pourrai commencer avec quelques morceaux de sole, de merlan ou de bar qui fondront sous sa langue.

Et bientôt il mâchera.

Malgré Platon

Platon a tort de fustiger la cuisine quand il veut régler ses comptes à la rhétorique dans *Gorgias*. Dès qu'une femme s'approche, la plupart des philosophes cessent de penser : soit qu'ils répètent inlassablement des lieux communs, soit qu'ils exhibent une agressivité tourmentée. Platon n'échappe pas à la règle : la cuisine est discréditée puisqu'elle est l'apanage des femmes. Ou inversement.

C'est une grande erreur que d'opposer la cuisine à la médecine, comme l'agréable au bien, la santé apparente à la santé réelle, la routine au savoir. En nourrissant mes propres enfants, j'ai très vite pris conscience des effets physiques de toutes leurs assimilations. Dans la conduite des corps, nourrir est une médecine douce qui permet la plupart du temps de négliger toutes les autres médecines et leurs ordonnances multiples.

Calcium, graisses, vitamines sont des soucis constants. Dès le plus jeune âge, la régulation des voies digestives et notamment intestinales est affaire d'équilibre.

Nourrir est une opération qui défie les modes et s'en défie. Les modes n'épargnent pas la médecine, comme on l'a vu, dès le plus jeune âge. On devrait moins garnir son armoire à pharmacie que son garde-manger quand on éduque des enfants. Le coing, la pomme crue, les carottes, les bananes ou le riz nourrissent en constipant. Et mieux vaut recourir aux épinards ou aux oranges, avant d'introduire un suppositoire de glycérine. On dira que les enjeux sont faibles, que les consultations sont remboursées et les médicaments plus concentrés en principes actifs. Mais ces derniers ont l'objectivité d'une vignette de Sécu quand les aléas digestifs vous font découvrir le corps de votre enfant.

Nourrir sans ordonnance, c'est à la fois faire et connaître, préparer et observer. C'est un privilège. De ceux qu'il ne faut surtout pas abolir.

Thomas et son saint-pierre

Thomas est un adolescent de dix-sept ans. Il chausse du quarante-huit et demi. Quand je l'ai connu, il avait cinq ans, il était à l'école maternelle de mon fils, malingre au point que certain médecin lui prédit un avenir quasi myopathique. En le revoyant aujourd'hui, auréolé d'un record de natation et d'une sélection nationale en water-polo, je pense au jour du saint-pierre. Et je me réjouis de contempler ce grand escogriffe heureux de vivre, courageux et méritant.

J'aime Thomas. Il fait partie de notre famille, y revient toute une partie des vacances alors même que ses parents se sont éloignés en s'installant dans le Sud-Ouest.

J'aime dire seulement devant lui le mot *saint-pierre*! Son regard s'illumine, le sourire de sa grande bouche presque difforme fait alors oublier ses oreilles... disons « saillantes ».

C'est une histoire commune, l'histoire d'un grand jour qui se répète chaque fois qu'il vient chez nous. Un jeu, un rite, une liturgie.

Il avait sept ans. Il venait dans ma campagne normande avec Guillaume, mon quatrième enfant et mon premier fils. Ses parents, artisans charcutiers rue de Clichy, m'avaient prévenu : Thomas déteste le poisson. Et moi, je rejette tous les ukases culinaires. Je servis donc à Thomas un merveilleux filet de saint-pierre. Un saint-pierre de deux kilos. Un poisson magnifique, ferme comme l'est naturellement sa chair, plus ferme encore avec la taille et le poids. Je fis passer le mets pour une viande blanche. Thomas la dévora.

Depuis ce jour, il n'est plus de séjour avec Thomas qui ne passe par un dîner de saint-pierre. Le rituel est immuable. Je fais tous les transports qu'il faut, même si désormais il goûte aussi le turbot, la sole et jusqu'au merlan dont je lui explique les saveurs – pour le distinguer de ces filets de merlan « *not fishy* », comme disent les Américains pour vanter un poisson !

Thomas vient d'avoir dix-sept ans.

Je lui montre toujours avec connivence le doigt de saint Pierre dont la trace obscurcit la peau d'un cercle noir aberrant. Cette trace restera entre nous celle d'un événement gravé à jamais. D'ailleurs,

Thomas reste peut-être celui que j'aime le plus nourrir, à pleines dents. Nous avons beaucoup de souvenirs ensemble, avec Guillaume, depuis leurs chutes dans la fosse à purin en passant par des paris stupides sur la consommation maximale d'authentiques frites cuites dans la bassine ancestrale. Mais rien ne dépassera jamais l'événement du saint-pierre. Ni lui ni moi n'épargnons aucun convive : ils ont tous droit à cette histoire. Mon lecteur du jour entre au club !

Tous les matins du monde

Le petit déjeuner est un moment gâché la plupart de l'année. Nous venons de nous lever, sommes pressés : rendez-vous, école, vêtements, rasage, cartables, tout conspire à compresser ces instants qui peuvent être superbes. Il existe donc deux sortes de petits déjeuners : pour temps fermé et pour temps ouvert. Avec les enfants, c'est presque toujours une parenthèse privilégiée : ils ne subissent pas la fatigue qui les assaille le soir avec son cortège d'énervement et de caprices. Même si leur calme peut être contrarié par l'urgence du départ à l'école.

Il existe aussi un autre petit déjeuner, le petit déjeuner sans enfants, celui que l'on prend avec la femme dont on vient de quitter le lit, celui qu'elle attend quelquefois dans ce même lit, celui où elle me rejoint d'autres fois, sans que le temps ne parasite jamais rien.

Il s'agit toujours de nourrir.

Mais quelles que soient les circonstances, je ne transige jamais avec l'orange pressée. Dès le plus jeune âge, mes enfants ont appris la distinction entre jus d'orange et orange pressée. Si des amis font la confusion, ils sont immédiatement rectifiés. Depuis trente ans bientôt, je dois consommer au moins quinze kilos d'oranges par semaine. Mon fils Guillaume, du haut de son mètre quatre-vingt-cinq et de ses seize ans, me redit tous les jours sa jouissance quand je le réveille le matin en lui apportant au lit un grand verre empli d'orange pressée. Si, un soir, par distraction ou absence – par négligence jamais ! – je m'aperçois qu'il ne reste plus assez d'oranges pour le lendemain matin, j'erre aux alentours pour pallier cette erreur. C'est comme s'il manquait du sel ou du beurre. Certes, il faut s'adapter aux saisons et se méfier des oranges à jus qui, certains mois, sont trop acides. On doit alors les mélanger avec des pomélos plus sucrés ou avec quelques oranges à bouche plus flatteuses.

Les plus beaux petits déjeuners sont ceux de la campagne. Nous traînons un peu le matin, les réveils sont successifs et j'occupe la cuisine durant deux bonnes heures pour renouveler la boisson rituelle qui s'épuise et pour proposer en accompagnement de merveilleux œufs frais, cuisinés sur le plat et directement issus de la ferme voisine, les fameux « œufs de Jacquot ». Leur couleur est presque rougeâtre tant l'intensité du jaune tranche avec la pâleur des tristes jaunes d'œufs de tristes poules, achetés dans de tristes magasins.

Ce n'est pas un brunch, comme on dit et comme on fait aujourd'hui. C'est simplement un petit déjeuner avec les confitures issues des arbres fruitiers du jardin, avec les céréales dont les enfants sont friands, et même avec du Nutella puisqu'il faut bien s'adapter...

Mes filles ne se lèvent pas tant qu'elles n'ont pas entendu le bruit de la voiture sur le gravier qui entoure la maison : alors seulement, elles savent que je suis allé chercher les ficelles fraîches dont elles n'envisagent même pas l'absence un matin de campagne. Caprices que j'ai façonnés sans vergogne.

N.B. : La grande faiblesse des hôtels de luxe aujourd'hui, c'est le petit déjeuner. Le jus d'orange est la loi et les confitures sont les mêmes que dans un hôtel Ibis. Des œufs sur le plat corrects sont rarissimes. C'est pourquoi les gîtes ruraux sélectionnés par Rivages ont maintenant ma préférence. Il n'est pas de bonne nuit sans un réveil de qualité. Sinon, autant s'accommoder d'une figure revêche de femme après l'amour.

Simon et les surgelés

Simon est un petit garçon tout à fait charmant. Il est le fils aîné d'une ancienne étudiante devenue une amie. Et mon affection pour elle et son mari ne se dément pas malgré leurs pratiques culinaires ! Autant le dire : je ne juge pas les mères *selon que je suis,* respectant en cette occurrence la leçon de Montaigne. J'aimerais d'ailleurs écrire sans culpabiliser quiconque, mais est-ce possible ? *Pas même l'enfant, seule la pierre est innocente.*

J'ai souvent emmené Simon à la campagne avec mes petits derniers tant ils sont joyeux d'être ensemble. Lors d'un séjour estival, alors que sa maman accouchait de son dernier petit frère, j'entrepris un jeu de cartes avec les enfants présents. Simon perdit et s'effondra en larmes. Comme c'est le cas chez maints petits, il était entré dans une spirale de désespoir amenant des propos incohérents, et de grosses larmes chaudes attestaient sa sincérité. Alors que j'essayais de le consoler par des paroles d'une pauvre banalité, il redoubla de sanglots et me lança en hurlant d'une voix chevrotante :

« D'abord je n'ai jamais de chance, je perds toujours aux cartes et je perdrai toujours. Et pis, j'ai jamais de chance, jamais de chance, je suis dans une maison où on mange jamais de surgelés ! »

Qu'il était donc malheureux, notre Simon, dans cet abandon !

Comme je souriais, il se vexa et pleura encore davantage. Les jours suivants, je ne cédai nullement – il faut bien avoir quelques principes –, quoiqu'il invoquât régulièrement les mânes de M. Picard dont il maîtrisait parfaitement le nom.

C'est ainsi malheureusement que commence souvent l'anesthésie générale.

Mac co, do ca, bo vé, pa ni ni et les autres...

Faut-il condamner le McDo, le Coca, voire le Nutella ? Ce ne sont ni lieu ni produits gastronomiques. Je déteste les trois. Mais je trouve inquiétant qu'on puisse vouloir les supprimer. On ne fait avancer ni le homard, ni le roquefort en détruisant un McDo. Celui qui détruit le McDo n'a sans doute jamais nourri...

Mes enfants peuvent se réjouir de s'y réunir et je vais même jusqu'à financier cette réjouissance. Je ne le ferais pas tous les jours mais il me semble naturel qu'ils aient envie de se retrouver entre eux, qu'ils désirent partager des moments communs avec des amis, sans moi. Je ne crois pas du tout que le McDo altère leurs goûts. L'essentiel, dans l'éducation, c'est toujours de *faire d'autres propositions*, ça n'est jamais d'interdire ni d'être intolérant. Certes, il existe des règles quand je suis chez moi et que je les nourris. Ils ne peuvent pas faire n'importe quoi à table : une certaine tenue s'impose sur mon territoire. Je n'accepte pas le Coca durant un repas, mais ils peuvent en consommer en dehors et je leur en achète. Mes goûts ne peuvent être que proposés.

Durant toute une période de l'enfance, je nourris en servant de nouveaux aliments qui entraînent parfois une certaine méfiance. Je trouve naturel qu'ils goûtent et je leur laisse en général la possibilité de refuser une seule chose, pas plus. Si l'entrée est composée de radis, de concombres, de tomates et de carottes, l'un peut ne pas aimer les radis, mais c'est tout. Il m'a fallu aussi m'adapter aux préférences de chacun dans l'assaisonnement d'un même plat : l'un préfère les pâtes fraîches « sans rien », l'autre « avec du beurre et c'est tout », un autre encore avec de la sauce tomate. Je respecte ces goûts car je n'aime rien tant que de les voir manger avec plaisir. Qu'ils abusent de cette prévenance est une évidence, elle ne me gêne guère du moment qu'ils me demandent gentiment cet effort.

Quant au Nutella, j'ai toujours été impuissant face à ce produit trop gras et trop sucré, toujours incapable d'endiguer les mythes, les fictions ou les consommations.

On n'est pas sérieux quand on a dix-sept ans

Nourrir des adolescents n'est pas chose facile : c'est le seul moment où « nourrir » devient aussi « lutter ». Les oppositions utilisent tous les avatars des comportements possibles et la nourriture est un mets de choix. J'avais donc quelques craintes lorsque mes quatre premiers enfants s'approchèrent de cette période trouble. Connaissant mon attachement à quelques principes et mon obsession singulière, ils ne manqueraient pas d'en faire un abcès de fixation, assurés de leur succès dans toute opération de déstabilisation concernant la nourriture. Les provocations n'eurent pas lieu. Je ne suis pas certain de devoir cette bonne surprise à la qualité de mon éducation gastronomique ; je crois plutôt qu'un usage raisonné de quelques soupapes de liberté a produit ses effets : le McDo comme recours collectif, le Coca cantonné à l'apéritif mais accessible, ont eu, je crois, plus d'efficacité que l'accumulation primitive d'un capital culinaire.

Les adolescents se nourrissent mal, tout le temps, de n'importe quoi, n'importe où, n'importe comment, n'importe quand et avec n'importe qui. C'est pourquoi des séjours à la campagne éloignés de toute tentation barbare et peuplés d'autres propositions acceptables – la pièce de bœuf grillée, les frites et le vacherin – jouent un grand rôle. C'est aussi un des avantages singuliers des familles recomposées : comme les enfants mangent assez mal chez leur mère, ils apprécient la différence. Ne plus utiliser le micro-ondes et cesser de concevoir les épinards en massif cube de glace vert leur changent les idées.

Si les mères ont tellement nourri dans l'histoire, elles ne l'ont fait qu'en ayant le temps pour le faire, mêlant la gestion financière quotidienne à la production de plats économiques. La dégradation incontestable de leur activité culinaire ne se déduit pas d'une incapacité ou du seul fait qu'elles travaillent. Avec leur activité professionnelle, elles ont perdu cette durée dont elles ont besoin pour tous plaisirs, et notamment celui de cuisiner. Elles sont donc passées d'un extrême à l'autre, du chou farci et du pot-au-feu à Picard Surgelés, ajoutant à ces pratiques nouvelles un zeste de libération assumée...

Oui, pour être honnête, je dois sans doute aux mères de mes enfants l'inexistence de ces moments de crise durant lesquels les enfants s'opposent, même à la qualité d'une nourriture, comme ils le font en suivant les modes vestimentaires les plus laides. Je crois aussi que les rituels gardent leur force même à cet âge critique : la liberté permise par ailleurs rend le rite gratifiant; le repas négligé ou rapide là-bas fait mieux apprécier le repas commenté ici. C'est pourquoi je n'ai jamais non plus rencontré de difficultés gastronomiques avec les amis de mes enfants, quel que fût leur âge. Au contraire, j'ai éprouvé beaucoup de plaisir à les voir dévorer et à les entendre raconter leurs expériences à leurs parents. Mes enfants en ont toujours été fiers.

Les frites dans la bassine en fonte

Les frites connaissent un curieux destin. Pour un homme du Nord comme moi, elles sont un plat populaire par excellence. De Lille à Arras, les baraques à frites peuplent encore les abords des gares. Mais allez aujourd'hui dans un grand restaurant parisien, vous les trouverez subsumées au rang d'accompagnement de luxe : Le Divellec, par exemple, les sert par quatre, deux grosses frites parallèles sur lesquelles sont posées deux autres frites perpendiculaires !

J'aime faire les frites, parce que les enfants de tous âges m'en demandent et parce que c'est un plat dont la différence éclate triomphalement par rapport aux succédanés surgelés qui osent porter le même nom et installent leur empire dans toutes les brasseries urbaines.

Nourrir avec des frites est certainement peu diététique mais c'est un souvenir d'enfance, un moment devenu rare. Je n'en fais qu'à la campagne, dans une maison dont les aérations involontaires et les cheminées spacieuses assurent la dissipation des odeurs de graisse trop envahissantes.

Je choisis des pommes de terre très fermes et légèrement sucrées, d'une taille qui permette des formes variées. Epluchées, elles sont coupées à la main de façon irrégulière. Toujours les enfants ou leur amis passent dans la cuisine pour assurer que je n'en ai pas fait assez et me certifier qu'ils n'en laisseront pas une seule si j'accrois la quantité. Elles sont assez grosses pour être bien grillées tout en conservant une tendre chair gorgée d'un goût identifiable. J'ai, en Normandie, une vieille bassine à frites qui doit dater de la dernière guerre : elle est culottée à l'intérieur et noircie par cette graisse cuite qui adhère toujours à la fonte. Un panier de fer aux cercles concentriques s'accroche à la pointe qui, sur un seul côté, dépasse des bords graisseux. Ainsi les frites peuvent-elles égoutter leur huile avant d'être servies.

Deux cuissons sont nécessaires : la première attendrit les pommes de terre en les cuisant, la seconde les fait griller dans un tressaillement sonore qui voit le bain d'huile monter jusqu'au bord de la marmite. Cette émulsion soudaine en fait un plat dangereux. Je ne fais jamais de frites sans m'équiper d'un épais torchon susceptible d'étouffer un début d'incendie.

Personne ne refuse ces frites divines, les enfants réclament les plus croustillantes et chacun a le droit de les manger avec les doigts d'autant plus que je ne les sers jamais en accompagnement d'autre chose. Quand McCain est le fossoyeur du concept même de la frite, j'ai le sentiment de participer à une juste lutte.

J'ai gardé du Nord cette habitude de jeter sur elles, dans ma seule assiette, quelques gouttes d'un vinaigre quelconque. Ce n'est pas un conseil gastronomique, seulement une petite madeleine.

Apprivoiser mes gendres

Mes filles aînées mangent avec modération et, si chacune a son plat fétiche que je prépare pour sa fête ou son anniversaire, elles sont toutes dépassées par les hommes qu'elles aiment et qu'elles choisissent dans la catégorie des ogres gentils.

Elles ont toujours aimé amener chez moi, à Paris, et plus encore dans la maison familiale de Vatteville-la-Rue, l'homme qui partageait leur vie, celui dont elles étaient amoureuses sur le moment et quelquefois pour longtemps. Passé la surprise de me voir aux fourneaux, ces derniers ont été de ces convives agréables qui vous en redemandent, vous finissent les plats et vont – au bout d'un certain temps – jusqu'à vous demander si, ce week-end, il y aura bien de la salade de tomates...

On me dit sans cesse que mon image de père leur rend la vie difficile, je peux bien me reconnaître quelques atouts qui compensent cette réserve. Encore que certains affirment gratuitement que cet atout produit de pires handicaps !

Des garçons sont restés, d'autres ont disparu, la plupart du temps répudiés. Quelques-uns m'ont écrit et m'ont ému, que je n'ai jamais revus. Je me souviens d'une lettre touchante qui alimente mon argumentation. Sans oser écrire que l'orange pressée du matin, les œufs de ferme sur le plat à Vatteville ou la blonde d'Aquitaine fussent ses regrets principaux, ils étaient tous trois curieusement mêlés aux spasmes de la rupture.

Je m'imagine mal avec un gendre végétarien ou triste en bouche. Certains parents s'inquiètent des mariages mixtes, qu'il s'agisse de couleurs ou de religions : je serais beaucoup plus sceptique si un végétalien intégrait ma famille...

J'ai écrit *mes futurs gendres...* En fait le mariage n'a fait que confirmer leurs bonnes dispositions mais j'attends avec inquiétude leur façon de nourrir mes petits-enfants. Je ne suis pas certain de les laisser très tranquilles.

J'écris *mes futurs gendres* ou *mes gendres...* que sera-ce quand il s'agira d'une future belle-fille ou d'une belle-fille ? Mon premier fils est seulement dans sa dix-septième année et l'expérience me manque. J'espère ne pas tomber sur une de ces femmes comptables qui connaît mieux les conversions d'aliments en calories que de francs en euros.

Ralliement à la salade de tomates

Ce n'est, à vrai dire, pas grand-chose. Enfin, c'est peu de chose en gastronomie. Ce qu'on nomme quelquefois de la cuisine quotidienne, du tout-venant, « je vous ai préparé un repas simple ».

Mes enfants, surtout mes filles, et davantage encore leurs compagnons ou maris, voient dans ma salade de tomates comme la réalisation d'une promesse. Si on passe quelques jours avec lui, *on aura forcément sa salade de tomates.* Ni lassitude, ni résignation, ça se voit à table.

La seule chose que j'ai héritée de mon père, c'est la passion des tomates.

La seule chose, car dès qu'il s'agit de les choisir, de les accommoder, de les préparer, et même de les trancher, nous sommes déjà en désaccord total. Fermons la parenthèse, elle n'a aucun intérêt car, moi, je n'ai pas été nourri. Jamais. Nulle part. Par personne.

La tomate fait partie de mon ordinaire. Je la trouve quelconque dans toutes les brasseries – et m'interroge toujours sur leur difficulté à la préparer correctement – mais elle me manque très vite quelle que soit la qualité des mets qui me sont proposés.

Donc le rituel familial m'amène toujours à préparer une salade de tomates. Je sais qu'on l'attend, je sais qu'on en redemandera, je sais qu'on la finira. Je passe sur la sélection des tomates qui devient un exercice de plus en plus difficile. La grappe est à la mode dans l'illusion olfactive : on attribue au fruit une odeur qui n'appartient qu'aux tiges vertes. C'est pourquoi je préfère en général la tomate isolée, un peu ventrue et tout à fait sincère. Mais passons, si Saveol règne en maître, je prends Saveol, quoique je rêve alors d'une Marmande qui me soulagerait d'un assaisonnement substitutif. Pour en finir, mon père ne jure que par la Saveol, « dernier cri » de la tomate moderne, que je prends pour un cri de douleur de la race tout entière... Passons encore.

Présentée, ma salade de tomates est d'abord un jeu de couleurs, une combinatoire anarchie de teintes aléatoires par leur surface et leur dissémination : la dominante rouge se noie dans des effets de verdure produits par les épaisseurs diverses du poivron et de la civette, alors que les oignons rosés de

Roscoff ou les grelots blancs donnent parfois la sensation d'avoir déteint dans le bain de vinaigre balsamique. Tous mes familiers connaissent cette sensation et goûtent de voir baigner les morceaux de tomates dans un environnement qui flatte et leurs saveurs et leurs consistances.

C'est peu de chose, il est vrai. Et j'y prends peu de temps, une fois le marché achevé – car le marché prend autant de temps pour cet ordinaire que pour les plats prestigieux. Je commence par m'occuper de tout ce qui n'est pas la tomate pour mélanger ensemble les pièces rapportées. Je coupe la civette avec des ciseaux, j'épluche les oignons et tranche les lamelles de poivrons avec mon couteau de cuisine acéré, et remue le tout en m'assurant de la répartition des grains d'un authentique poivre goûteux. Alors seulement, je saisis chaque tomate pour la poser dans ce maelström bigarré. Elles sont coupées en quartiers pour que leurs graines ne se dissocient pas dans le mélange ultime. Quand ce dernier est à son terme, j'arrose l'ensemble d'un vieux balsamique qui transforme toutes les couleurs. L'arachide répartit mieux ses concentrations excessives. Je ne sale qu'au dernier moment, pour éviter tout dégorgement prématuré des tomates qui diluerait l'assaisonnement dans un excès aquatique. Et je sers. Vous connaissez déjà et la suite et la fin.

Approvisionner

Quand les enfants sont partis, adultes, vivre ailleurs leur propre vie, je ne m'arrête pas pour autant. Me restent trois recours principaux : le dîner à la maison, les restes volontaires et l'approvisionnement.

Du premier, j'ai déjà beaucoup parlé puisqu'il se situe dans la continuité de l'adolescence : chacun avec ses plats préférés suivant le rythme des anniversaires, quelques classiques attendus car je n'innove plus beaucoup avec eux. Quand nous sommes tous réunis pour un soir à Paris, ou un week-end à la campagne, nous sommes au moins onze si je compte les gendres ou futurs gendres. Je leur propose alors des valeurs sûres car je sais ce qu'ils aiment et ce qu'ils attendent. Je leur ai plutôt mal enseigné la cuisine ; je leur ai davantage parlé de la nourriture. Les derniers, Pierre et Lucie, du haut de leurs huit et neuf ans, n'ignorent rien de la blonde d'Aquitaine ni du grenadin de veau. Lorsque j'ai rapporté de ma chasse de la blonde, ils la mangent avec plus d'appétit, habitués à goûter cette pâle laitière mais merveilleuse vache à viande. Ils ne confondront pas le bar avec le turbot mais ne dédaigneront pas non plus un merlan brillant soigneusement mis en filets et impeccablement débarrassé de ses arêtes par M. Gauvain, le poissonnier du quartier. Avec le temps, je nourris mieux et instruis plus tôt les enfants.

Le deuxième recours suit ces repas enjoués. Mes filles aiment rentrer chez elles avec de quoi se nourrir. J'accentue donc ma propension à en faire ou à acheter trop : aussi chacune repart-elle avec des matières premières ou avec les restes d'un plat inachevé. Nourrir chez soi, mais aussi ailleurs. Nourrir trop chez soi pour qu'ils me quittent avec quelque chose qu'ils assimileront chez eux.

A deux, ils auront une pensée pour moi, en avalant le bocconcini, en découpant les feuilles de basilic, en moulant le poivre, en versant doucement l'huile d'olive niçoise comme ils me l'ont vu faire cent fois sur ces lobes blancs, avec ces belles couleurs toutes douces : la verdure de l'herbe sudiste, les grains multicolores des cinq baies, et le jaune verdâtre ou le vert jaunâtre d'une première pression à froid qui les enveloppe en les baignant. A deux, ils découperont cette blonde d'Aquitaine que je leur ai vantée mille fois...

Le troisième recours est moins systématique mais s'érige, lui aussi, progressivement, en tradition. La semaine prochaine Laure et Gilles déménagent, je leur organiserai donc une livraison spéciale. A la Grande Epicerie du Bon Marché, je remplirai deux Caddie que je leur ferai livrer le jour de leur installation. Pas des produits courants mais des périphériques de qualité qu'ils ne pourraient normalement s'offrir : un excellent vinaigre balsamique de Peck, une huile d'olive de Nyons ou de Nice, de la fleur de sel, un vacherin et un reblochon, deux ou trois bouteilles de champagne, un saint-estèphe ou un pauillac, des bouteilles en verre d'eau minérale plate et pétillante, s'ils reçoivent, un filet de blonde d'Aquitaine, quelques tranches grasses de jabugo 5J, cet incroyable jambon cru d'un cochon espagnol nourri aux glands et séché jusqu'à devenir svelte dans sa graisse, un foie gras mi-cuit, des yaourts de la ferme du Manège, des pots de Malo – le fromage blanc préféré de Laure – du beurre d'Echiré, un moulin de cinq baies, quelques tomates, charlottes, fraises et framboises d'exception, des sanguines, des oignons de Roscoff, en somme, ce qu'ils ne s'achèteraient pas eux-mêmes. Par souci de justice et d'égalité, je ferai la même chose dans les jours qui suivent pour mes deux autres filles... Une fois la livraison effectuée, chacune m'appelle pour me dire son enthousiasme et son prochain repas, j'entends au loin son ami ou mari approuver le commentaire. Leur plaisir me suffit pour un long moment. Et, pendant leur dîner, une douce télépathie fera le tendre agrément de mon imagination.

Tel est le dernier stade du nourrir, l'approvisionnement que je leur dois bien car je leur ai donné de mauvaises habitudes.

Nourris-nous

Mes enfants ne se sont jamais posé de questions concernant mes cadeaux d'anniversaire, de Noël ou de fête des Pères. Ils ne m'offrent que du matériel de cuisine. Ils savent que j'ai toujours besoin de plats, ronds, ovales ou carrés, des grands et des petits. Aussi en ai-je une belle collection qui me permet de pallier les casses inévitables. Je prends ces cadeaux systématiques pour un bel hommage et ils nous permettent de toujours nous évoquer les uns les autres quand nous nous retrouvons ou quand, en leur absence, j'évoque pour des amis l'origine de ces plats en nombre qui les étonnent.

Quand je nourris, je sais que l'acte est fait de plusieurs éléments : la nourriture elle-même, mais aussi ce qui permet de la préparer et de la servir. J'aime que mes opérations aient une certaine cohérence. Je ne supporte pas des bouteilles en plastique sur une table : substituer à leur laideur nécessaire le gréement de bouteilles d'eau minérale en verre me semble une urgence. Je les choisis quelquefois pour leur forme autant que pour leur goût : ainsi la petite bouteille en verre de Watwiller me semble-t-elle d'une élégance qui sied aux repas d'exception.

A la campagne, j'ai fait le choix de la porcelaine blanche pour sa sobriété et son coût, car les dîners de l'association, dont je vais bientôt vous parler, ou avec mes étudiants nécessitent une vaisselle harmonieuse qui supporte en même temps un taux de roulement non négligeable.

A Paris, j'utilise un service en Moustiers bleu qui me vient d'une faïencerie que posséda mon grand-père et qui ruina mon père, la faïencerie Géo Martel à Desvres dans le Pas-de-Calais. J'ai toujours préféré la faïence à la porcelaine, à la fois pour ses émaux plus complexes et pour son poids plus consistant. Le grand *E* majuscule au centre des assiettes et des plats me rappelle l'intention familiale, même si je sais que je ne pourrai jamais plus renouveler ce service.

Pas de fixation particulière sur la vaisselle; elle répond avant tout à un souci d'harmonie. J'en maîtrisais peu les règles avant que la mère de mes deux derniers enfants, Marie-Anne, ne me les enseigne en me les imposant. Il m'a été utile et agréable de les apprendre pourvu qu'elle en restât au couvert sans s'immiscer dans ma cuisine. C'est, ce me semble, une bonne répartition des tâches.

Certains enfants ne savent plus quoi offrir à leur père, sortis des cravates, des cigares et des boutons de manchettes. Les paquets qui me sont destinés ne sont jamais de ce format ni de ce poids, et, ravi, je les reconnais. « Tiens, justement, je n'avais plus de plats carrés, merci. »

Boucheries

Je ne peux nourrir sans aimer les agriculteurs qui produisent et les commerçants qui vendent. Je fais partie de ceux qui disent *mon* boucher ou *mon* poissonnier. La confiance est l'essentiel du commerce qui fonde la fidélité. J'ai toujours entretenu des rapports très singuliers avec ces hommes et ces femmes qui travaillent dur et font partager l'amour de leurs produits.

Je dois par exemple beaucoup à M. Midoux, le boucher de la rue Sambre-et-Meuse qui m'a initié au bœuf. Avec lui, on n'aurait jamais osé parler de *viande bovine.* Je reproche d'ailleurs souvent aux leaders agricoles l'utilisation de ce mot-valise qui emporte avec lui l'EBS et la vache folle. Même le plus néophyte des clients demandera un steak, jamais de la viande bovine !

M. Midoux était un homme de petite taille et plutôt fluet. Je dis « était » car il a été victime d'une hémorragie cérébrale et vit dans un fauteuil roulant. Dix ans après son accident, j'ai rencontré par hasard sa femme qui tient un kiosque à Montparnasse parce qu'il faut bien vivre. Je lui ai donné un peu de sourire en évoquant avec elle son mari et surtout une scène dont j'aurai toujours le souvenir. Depuis plusieurs années, je questionnais sans cesse M. Midoux sur les pièces du bœuf, leurs localisations, leur tendreté, leurs saveurs. Nous parlions des Salers, des Montbéliard, du Charolais...

Un jour, dans sa boucherie, alors que quelques clients attendent derrière moi, M. Midoux m'interroge en achevant d'ouvrir l'onglet que je lui avais commandé et qu'il complète d'un morceau de hampe pour rester dans l'harmonie goûteuse des viandes longues à fibres :

« Dites, monsieur Etchegoyen, depuis des années, vous me posez des questions, c'est mon tour. Hier, j'ai écouté une émission de radio très intéressante, mais je n'ai pas très bien compris ce qu'est *l'élan vital* chez Bergson, vous pourriez m'expliquer ? »

Derrière moi la file s'allonge, et par-dessus les entrecôtes et les faux-filets, je lui explique l'évolution créatrice. Il m'en remercie gentiment et s'excuse auprès de ses clients ébahis, « il faut bien s'instruire tous les jours ! » plaisante-t-il.

Cette situation est-elle possible ailleurs qu'en France ?

A l'époque, M. Midoux ne ratait pas un *Apostrophes*, comme Ahmed, mon marchand de légumes, ou Mme Pinto, la gardienne de notre immeuble. C'est ainsi qu'ils avaient découvert mon activité d'écriture. Plus tard, tous se sont plaints à moi des heures tardives de Pivot : ils ne pouvaient plus regarder, ils commençaient trop tôt le samedi, mais le service public s'en fout et les méprise.

Dans chaque quartier où j'ai vécu, j'ai repéré mon boucher et me suis fait repérer par lui. Je n'exagérerai pas si j'évoque des rapports quasi affectueux. Avec Peccoud, le boucher de la Neva que je fis passer un jour en direct sur Europe 1. Ou avec celui de la rue de Sèvres, qui me demanda où il pouvait acheter le livre que je venais d'écrire avec Jean-Jacques Goldman. Ce dernier dînait chez moi le soir même et, avec sa gentillesse habituelle, il écrivit une dédicace avec un compliment sur le filet de blonde que nous venions d'avaler ensemble. Je suis toujours bien servi !

Le mot de boucher qui me donna le plus grand plaisir : j'étais en vacances à Théoule et allai acheter un morceau de bœuf dans une boucherie inconnue. En attendant que les trois clients précédents soient servis, j'observai l'étal avec attention. Puis ce fut mon tour.

« Ah ! vous, vous êtes du métier ! »

Je n'avais encore rien demandé, ni prononcé un seul mot.

« Pourquoi dites-vous ça ? »

La réponse flatta ma plus profonde vanité :

« Ah ! Vous êtes du métier, vous, ça se voit rien qu'à votre façon de regarder la viande ! »

J'aurais pu plaider pour la philosophie en confessant ma profession, mais non, j'étais trop content.

« Bien vu, vous avez raison », et je m'inventai un commerce en Normandie profonde...

Une faute monstrueuse

Une femme que j'aimais commit une erreur fatale. C'était sans doute dans l'ordre des choses, car je n'avais jamais connu si grand écart entre une entente physique fantastique et une incompatibilité psychologique aussi patente. Crises, larmes, violences verbales et tout le cortège qui vautre dans la fange les meilleurs moments. Incompatibilité psychologique et morale en fait...

Dans un temps de méconnaissance partielle, nous envisageâmes de vivre ensemble. Elle me demanda de quitter la mère de mes derniers enfants et de prendre un appartement ailleurs, dans le même quartier, tant qu'elle n'aurait pas elle-même résolu ses problèmes avec son futur ex-mari. Classique et normal. Je le fis. Mais comme souvent dans ces moments d'instabilité et de transition, la décision n'avait d'importance qu'autant qu'elle n'était pas prise. Mon nouvel emménagement achevé, un nouvel enjeu s'imposa. Elle exigea que je ne nourrisse plus mes enfants là où ils résidaient alors même que mon nouveau studio rendait impossible cette activité. Il fallait que je les emmenasse au restaurant trois fois par semaine pour ne pas fréquenter des lieux où je pourrais croiser leur mère.

Ce fut un crève-cœur et ce fut trop : renoncer à la tablée, à la cuisine, à l'orange pressée, aux potages, abandonner à une brasserie mon activité nourricière, impossible. Aucune femme ne vaut cela. Sans doute voulait-elle davantage m'empêcher de séjourner chez la mère de mes enfants que de m'interdire de les nourrir ; certainement voulait-elle que je la nourrisse, elle et ses enfants. Peut-être ai-je été injuste.

Qu'importe ! Elle n'avait rien compris. J'avais quitté ma femme, lui avais expliqué ma nouvelle vie comme je l'avais fait à mes enfants. C'était déjà beaucoup. Elle faisait partie de ces êtres qui soustraitent à une femme de ménage ou à Picard l'acte de nourrir. Elle n'avait pas pu comprendre, pas su comprendre qu'on ne teste pas ainsi mon amour. Sans doute aimait-elle quelqu'un d'autre que moi ou me prenait-elle pour un autre...

Hors mères

Il me faut bien le reconnaître : nourrir est un acte dirigé contre les mères, pas seulement celles de mes enfants mais aussi toutes les autres. Non que je veuille exprimer par là une quelconque agressivité, mais je préfère nourrir sans mères qu'avec, ce qu'elles interprètent comme *nourrir contre les mères.* Il est vrai que le plaisir complet que je prends avec la femme que j'aime devient plus difficile quand elle devient mère : le rythme de l'existence s'y prête peu. C'est pourquoi il est tellement nécessaire de sauver des moments à deux, sans quoi il est impossible d'enchaîner amour, nourrir, amour.

Malgré qu'on en ait, nourrir des enfants sans mères est un privilège. Souvent j'ai emmené des enfants, amis des miens, en vacances ou en week-end à la campagne. Les tablées de gamins entre cinq et dix ans sont toujours gaies et ravissantes. Je suis assez flatté qu'on me confie ainsi ses enfants sans angoisse à une époque où l'on subodore des pédophiles à tous les coins de rue et où les pères sont encore jugés incapables. Sans doute le livre écrit avec Jean-Jacques Goldman sur la paternité a-t-il rassuré sur mon compte. Mais, bien avant ce dialogue, du temps de mes filles aînées, j'aimais avoir chez moi des enfants quand leur mère accouchait du suivant ou quand leurs parents ne disposaient pas de vacances.

Sans mères, on nourrit les enfants comme on veut. Et, quand il en traîne dans la maison où je suis, je leur conjure d'aller se promener à l'heure du repas concocté pour leurs bambins. Si d'aventure l'une d'entre elles approche de la table, la même scène horripilante se reproduit : son gamin se met à pleurnicher, il n'aime plus les carottes ou le poisson, la mère le soutient, toujours prête à évoquer une allergie pour éviter les larmes. La contagion s'empare alors des autres, et le repas, au lieu d'être un moment heureux durant lequel je fais le pitre avec diverses jongleries alors qu'ils dévorent avec plaisir mes préparations, devient la scène d'un psychodrame insupportable.

Quand je nourris un groupe d'enfants, je les vois et les entends comme je peux rarement le faire. La disposition de la table les met face à face et côte à côte, ils se parlent, échangent des astuces enfantines, évoquent leurs famille, et par moments *en redemandent.* Leurs caractères, leurs vies se manifestent avec une grande clarté. Et comme je suis plutôt intransigeant sur une politesse minimale, je les entends me demander gentiment : « Alain, est-ce que je peux sortir de table s'il te plaît ? » et je me dis qu'il faudrait peu de chose pour retrouver une civilité commune, tant ces petits sont malléables quand les circonstances le permettent.

Déjeuner sans mères, c'est *déjeuner en paix*, comme chantait l'autre Suisse [1]. Nourrir est un plaisir dont les pères ont été longtemps privés mais je n'irai pas jusqu'à dire qu'il m'a été ou m'est toujours insupportable de nourrir mes enfants en présence de leur mère. Disons seulement que je préfère les voir et les nourrir séparément.

Peut-être s'agit-il d'une difficulté plus profonde, mais, je ne suis pas sur le divan... restons-en à la nourriture.

---

1. Il s'agit de Stéphane Eicher.

HOTES

Les pommes de terre sous la cendre

Dans ma grande maison normande, j'ai la chance d'avoir une belle et monumentale cheminée. J'y cuisine quelquefois. Les odeurs diffuses du pommier, du chêne et du hêtre sont une condition de félicité pour les pommes de terre sous la cendre. Celles-ci se préparent aussi bien pour deux enfants que pour une cohorte d'amis. Je l'impose même à mes étudiants qui jonglent avec les horaires pour en faire cuire plusieurs dizaines.

J'achète de très grosses pommes de terre, fermes de chair, la plupart du temps des charlottes ventrues. Enveloppées dans plusieurs épaisseurs de papier d'aluminium, elles sont jetées dans un feu très vif. Elles doivent reposer sur un lit de braises terriblement rouges et actives tandis que je les recouvre de bûchettes qui vont bientôt constituer une couverture du même type. Les flammes, contrairement à ce qui se dit souvent, ne sont pas gênantes pour la cuisson. Et puis, les chaleurs se ressentent, on perçoit ce qui se trame sous l'enveloppe, on devine le moment où il faudra les extraire du brasier. Il y aura quelques pertes car le feu n'est pas égal en tous lieux mais les pommes de terre sauvées sont admirables, recouvertes d'une carapace noire durcie par la violence ignée. Plaisir toujours recommencé de se brûler un peu les doigts en dépliant les papillotes argentées. On les coupe en deux dans le sens de la longueur et, avec une petite cuillère, il est facile de les déguster. Après avoir strié la chair fumante pour la rendre plus perméable, certains aiment y faire fondre un morceau de beurre qui va l'attendrir ; d'autres font couler une crème fraîche normande qui a le même effet.

Le plat est simple, entièrement fondé sur la qualité du produit et la précision du temps de cuisson. L'essence même de la cuisine. Et c'est une véritable jouissance que de nourrir ainsi : je n'ai jamais rencontré une seule personne qui ne trouve un grand plaisir dans le parfum de ces bois perceptible au plus profond de la pomme de terre.

Classes vertes

Mes étudiants et étudiantes se nourrissent de philosophie avec moi, mais j'apprends moins à les connaître par les nourritures intellectuelles qu'ils ingèrent que par les nourritures terrestres qu'ils assimilent.

Tous les ans, depuis plusieurs années, nous emmenons, avec quelques collègues, nos prépas de Louis-le-Grand dans ma campagne de Vatteville-la-Rue. Nous y préparons les oraux des grandes écoles commerciales. Pour l'entraînement aux épreuves d'entretien, reviennent de jeunes intégrés ou d'anciens élèves devenus cadres dirigeants d'entreprise. L'objectif est scolaire mais il s'y passe tant de choses qu'on ne sait plus quels sont les moyens et quelles sont les fins. Le stage est de plus en plus difficile à monter : l'obsession de la responsabilité érode l'administration, et les syndicats enseignants ne goûtent pas ces initiatives qui passent pour libérales. A quelques-uns, nous tenons à ces moments privilégiés et nos étudiants présents et passés comptent sur eux. Malheureusement, qui sort du bois subit des agressions multiples. N'était la volonté toujours réaffirmée des anciens qui reviennent et des nouveaux qui-ne-veulent-pas-rater-ça, nous n'aurions plus l'énergie nécessaire.

Ce séjour à Vatteville-la-Rue est rythmé par les repas. J'ai une première tâche d'intendance : concevoir les menus de neuf repas et organiser l'approvisionnement qui convient. La cuisine, dans toutes les opérations – tables, plats, service, desserte et vaisselle –, est assurée par une équipe de dix étudiants qui y passent environ six heures, chacun n'officiant qu'une seule fois durant le stage. Ces repas sont des moments privilégiés, en dehors des épreuves et des interrogations. Nos étudiants discutent avec nous comme ils ont peu l'occasion de le faire, ils rencontrent leurs anciens ou d'autres dirigeants d'entreprise. Des traditions sont nées. Ainsi Claire, notre collègue de mathématiques, arrive-t-elle toujours avec les pont-l'évêque fermiers de son pays d'Auge, affinés par Spruyt ; ainsi répète-t-on l'expérience redoutable des pommes de terre sous la cendre pour cent vingt convives, étudiants et interrogateurs ; aucun bizuth ne peut échapper à la mayonnaise ; le maire de Vatteville vient toujours partager l'un de nos repas pour expliquer à nos étudiants ce qu'est la gestion d'un village.

Je ne prenais pas la mesure exacte de ce phénomène jusqu'au jour où des collègues syndiqués, mécontents de cette initiative privée et bénévole au sein même du service public, décidèrent – après avoir épuisé toutes les autres voies du dénigrement et de l'administration tatillonne – de proposer aux étudiants une autre solution : désormais le stage, dont personne ne pouvait contester l'efficacité scolaire, aurait lieu dans une auberge de jeunesse. Il ne fut guère question du coût supérieur – pourtant inévitable – mais ce fut le branle-bas général. Les étudiants protestèrent : on allait supprimer le repas, les équipes, la vaisselle qui transforme la cuisine en piscine, les grillades torse nu, bref l'essentiel.

De ces tables reste un cortège de photos qui peuplent nos mémoires. C'est une autre manière de nourrir. Nous ne mangeons pas assez avec nos étudiants. Il reste de nos dégustations communes tant de saveurs que nos croisements et rencontres fortuits, quelques années après, les évoquent toujours.

Un collègue, immodeste, juge que ses cours sont suffisants et d'une telle qualité que tout stage supplémentaire relève du superfétatoire. Qui est suffisant ?

Ces mille repas et ces huit cents interrogations constituent une lourde tâche, mais j'y trouve une autre dimension dans mon obsession de nourrir. D'abord, je ne cuisine pas, je me contente d'approvisionner, de concocter des menus et de donner quelques conseils. Ensuite, je mesure tout le temps que nous ne passons pas avec nos étudiants à travers le plaisir et l'intérêt que nous prenons les uns et les autres dans ces échanges inhabituels.

Les repas sont aussi des moments de jeu et de dérision : tout à coup un étudiant se lève et, sur la pelouse, au milieu des tables bruyantes qui soudainement font silence, il improvise des imitations à la fois féroces et drôles de ses maîtres. Un autre saisit sa guitare, un autre encore crache le feu ou jongle avec des quilles enflammées à la nuit tombante. Pendant ce temps, l'équipe de cuisine officie en desservant le couvert. Et nous traînons à table, enjoués et stimulés, jusqu'à ce qu'un tam-tam résonne et suscite un attroupement dans l'herbe déjà humide, ce que les Normands nomment *la fraîche*.

L'épreuve du feu

C'est un grand plaisir de voir revenir mes anciens étudiants à Vatteville. L'un d'eux est aujourd'hui ministre de l'Economie dans la Yougoslavie de l'après-Milosevic, il parle toujours de ma Normandie avec nostalgie quoiqu'il s'y soit fracturé la jambe en quatre endroits lors d'un match de rugby maîtres-élèves !

N'ayons pas peur d'avouer que l'apprentissage de la cuisine est plein de dangers. De ce fait, une des tâches principales dans la préparation du stage consiste à m'équiper d'une sérieuse trousse à pharmacie. Certains se coupent en saucissonnant un concombre, d'autres se brûlent en recueillant les pommes de terre sous la cendre, d'autres encore se percent la main en piquant des chipolatas, sans compter les méfaits que peuvent provoquer les verres cassés et le service à table. Et, comme si tout cela ne suffisait pas, personne ne se méfie du soleil normand, et lors des déjeuners sur l'herbe, les coups de soleil n'épargnent pas les imprudents, indifférents et pleins de préjugés sur le temps qu'il est censé faire en presqu'île de Brotonne.

Il faut voir nos étudiants éplucher cinquante kilos de pommes de terre, équeuter des haricots verts en chantant, couper des dizaines de tomates, pleurer sur les oignons de Roscoff, trancher les côtes de bœuf, pour comprendre ce qu'ils ne savent pas et les dangers qu'ils courent avec enthousiasme dans ces opérations qui me semblent si banales.

D'ailleurs, ce stage est toujours révélateur pour leurs maîtres. Certains, discrets, presque effacés rue Saint-Jacques, deviennent de véritables leaders face aux tâches matérielles, alors que d'autres, encensés pour leurs succès scolaires, nous apparaissent comme de petits manchots trop gâtés. Préparer complètement un repas pour cent vingt personnes constitue une épreuve de management : organisation du temps, répartition des tâches, chronologie des opérations, précision de la cuisson, rotation des viandes sur le barbecue trop petit. On comprend, en les voyant à l'œuvre, pourquoi on nomme *chef* le cuisinier d'un restaurant : si, dans l'équipe improvisée et artificiellement composée, l'un d'entre eux ne s'impose pas pour diriger l'ensemble des manœuvres, le repas risque d'aller à vau-l'eau : les pommes de terre seront cuites trop tard, les tables attendront, on oubliera des assaisonnements, la vaisselle ne sera pas éclusée au fur et à mesure, ou manqueront sur la table du vin, de l'eau, du sel, du poivre, etc. A une dizaine, il leur faut bien cinq ou six heures pour effectuer l'ensemble des tâches nécessaires.

Je l'ai dit, je veille seulement à l'approvisionnement et à la conception des menus et, si j'ai l'intime conviction de les nourrir, cela vient de l'exotisme que ces repas représentent pour eux : ni surgelés, ni conserves, ni ouvre-boîtes électrique. Et puis nous parlons, nous parlons, autour de cette nourriture, de la nourriture et de bien d'autres choses. Moments d'exception dans un système scolaire qui s'y prête peu.

L’affaire Nutella

Depuis une quinzaine d’années, le Nutella me poursuit. Comme si je devais payer mon mépris pour la pâte à tartiner. Je n’ai pu en détourner mes enfants. Presque tous se délectent de tartines sur lesquelles le Nutella s’étale, parfois alourdi d’une couche de beurre ou du saupoudrage de cacao. Je fulmine quand je retrouve dans l’évier, ou pire dans le lave-vaisselle, ces couteaux répugnants sur lesquels la croûte séchée s’accroche sans vergogne.

En dépit de mon aversion personnelle, quoique je ne consomme jamais le moindre gramme de ce produit visqueux depuis mon âge le plus tendre, bien que je n’hésite pas à dire haut et fort mon échec devant cette prédilection de mes enfants, je suis poursuivi par une légende qui se transmet avec opiniâtreté. J’ai tenté un moment, et jusque dans une de mes *Fables intempestives*, de m’opposer à cette absurde mythologie, tout fut vain, tout contribua au développement caustique de la rumeur. Ce texte même que j'écris sera certainement prétexte à enrichir encore un peu plus cette fiction dont l'origine m'a toujours échappé.

Un jour de l'automne 1991, ma fille aînée rentra de ses cours en se gaussant de mes élèves, écroulée de rire en pensant au récit qu'elle venait d'entendre de quelques anciens étudiants croisés par hasard. Il lui avait été présenté comme authentique, incontestable, avéré par plusieurs témoignages.

« Alors, mon père, il paraît que tu as une manie bien curieuse... » Elle s'étouffait de rire et je la pressai de continuer. « Je ne m'attendais pas à cela ! »... Même réaction de ma part. « Décidément les enfants connaissent mal leurs parents »... Même chose.

Elle me fit patienter plusieurs minutes avant cette ultime révélation : j'étais connu pour barbouiller mes étudiantes de Nutella avant de faire l'amour avec elles.

L'idée me répugna, mais, comme je le vérifiai auprès d'anciens étudiants ou étudiantes dans les semaines suivantes, cette histoire était connue de tous. Je compris pourquoi s'était installée une tradition inintelligible pour moi : à chaque début d'année, lors d'un bizutage affectueux, la plus jolie fille de ma classe devait m'apporter un pot de Nutella au début de mon premier cours.

Je démentis évidemment tous azimuts, ce qui renforça la légende. Je variai les arguments : d'abord je n'aime pas le Nutella, ensuite je le déteste, enfin j'aime la peau d'une femme, pourquoi l'enduirais-je ainsi ? J'argumentai si bien que la fiction s'inversa et l'histoire se transforma pour les cohortes ultérieures d'étudiants : en fait, c'était moi qui m'enduisais de Nutella et, dans une perspective érotico-masochiste, je profitais ainsi de mes étudiantes aussitôt achevée leur scolarité avec moi... Je savais pourtant qu'il est inutile de vouloir démentir une rumeur. Je l'avais entretenue en m'en défendant.

J'ai cessé de répondre et de m'indigner. « Nous avons des noms », m'a-t-on même dit, sans aucune récrimination. « Nous en connaissons au moins trois qui ont parlé »... Le Nutella me colle à la peau comme il adhère sur le couteau à tartiner.

Bon, cédons.

Néanmoins, je continue à protester de mon innocence, non pour démentir mais pour que toute femme désirante et accessible, avide de philosophie et friande de Nutella, ne soit pas déçue par mes comportements.

Je continue donc encore un peu : que ces textes dans lesquels j'exhibe ma passion de nourrir soient la preuve que pour moi toute nourriture se doit d'être dans une assiette ou un biberon, et non sur un épiderme ; que ces éloges de produits exquis et ces récits de préparations affectueuses me disculpent de fantasmes absurdes ; qu'enfin celles qui détestent le Nutella autant que je l'abhorre ne s'éloignent pas de moi ni ne me prennent en aversion ou dégoût à l'évocation de pratiques qui pourraient les dissuader des plus doux moments.

Râpe démocratique

La râpe est un instrument archaïque, dit-on, avec son trépied, sa moulinette manuelle et ses disques percés de trous adaptés à l'effilement souhaité du produit. Elle me semble de première nécessité quand il s'agit de proposer des carottes râpées ou du comté en assaisonnement de pâtes ou de potage pour les enfants. Lors de mes stages de Louis-le-Grand, je fais découvrir cet outil à la plupart de mes étudiants. Ainsi mets-je au menu des carottes râpées pour cent vingt personnes en tendant l'objet à des jeunes gens pour qui la cuisine ne se pratique qu'en jonglant avec des prises de courant. Une année, j'indiquai les cageots et fus surpris, en revenant quelques minutes après, de constater que tous ignoraient que les carottes s'épluchassent.

Danger

La râpe fait travailler l'huile de coude. Il faut exercer une pression forte sur son couvercle rabattu pour que les carottes ou le fromage soient entamés par le disque d'acier strié. Le petit espace qui enferme les aliments sous la pression doit être sans cesse réalimenté pour que les derniers copeaux soient, à leur tour, râpés. Son usage fait prendre conscience et sensation de la matière elle-même : la mollesse d'un comté ne se perçoit pas comme la rigidité des carottes. On dira que les deux peuvent être achetées déjà râpés, mais c'est oublier que la saveur ne se libère que dans les instants les plus proches du râpage. On objectera enfin qu'il existe d'excellents appareils électriques ; c'est vrai et je ne pense ni que le goût en soit altéré, ni que la débauche d'énergie soit toujours une garantie de saveur. Non, c'est plutôt affaire de temps et de perception : nourrir, c'est aussi éprouver les matières.

Notre vie à tous fut mise en danger lors d'un déjeuner dont le plat principal était un rôti de porc. Après avoir indiqué à mes étudiants les méthodes pour cuire les rôtis dans la braise, je proposai deux boîtes de confit de canard pour les musulmans et les juifs qui avaient un régime particulier. Le confit de canard éveilla bien des vocations religieuses chez leurs camarades. L'un d'entre eux fut incapable d'ouvrir les boîtes avec l'instrument le plus simple du monde, la petite clef élémentaire qui perce le couvercle et progresse à coups de poignet sur la bordure du cylindre. Alors que je lui en faisais la démonstration, il échoua de nouveau. Vexé de son incapacité, il protesta que l'année dernière déjà il s'était senti humilié en ratant une mayonnaise, ce qui fit éclater de rire toute son équipe de cuisine tant il semblait meurtri.

J'ouvris donc les confits pour le sortir de ce mauvais pas et partis effectuer mes interrogations. Par acquit de conscience, je reviens toujours, entre deux candidats, pour constater que tout se passe bien. Je vais donc prendre le moral des troupes, remarque que les lentilles cuisent sur la gazinière et demande des nouvelles du confit préparé au four. Curieusement, je ne sens guère cette odeur typique du gras de canard qui frit et j'interroge : « N'avez-vous pas oublié de cuire le confit ? » « Non, il est au four », me répondent deux étudiants cuisiniers. « Vous n'avez pas eu trop de mal à l'allumer ? Il est parfois un peu rétif. »

Et j'eus cette réponse admirable : « Pourquoi, il s'allume le four ? Nous, on a simplement tourné le bouton ! » Je me précipitai sur la porte et les fenêtres pour les ouvrir en grand et sur le four pour l'éteindre. A quelques minutes près, le gaz rejoignait les feux allumés et la maison explosait. Je n'avais jamais imaginé que mes étudiants aient pu penser que tout four est naturellement électrique ! Depuis ce jour, les étudiants musulmans et juifs mangent des sardines quand le porc est au menu.

Proposition :
Huîtres chaudes aux blancs de poireaux et carottes nouvelles, dans un jus crémé d'eau de mer et de sauternes

Ce fut un grand événement. Mes amis les Jegat venaient dîner dans la maison de mes parents, située sur les rives du Vincin, ruisseau qui se jette en contrebas dans le golfe du Morbihan. Yvon Jegat est ostréiculteur à la pointe d'Arradon. Sa maison est cernée par l'eau du golfe. Je m'y rends souvent pour lui acheter de merveilleuses huîtres plates, double ou triple zéro. Ils les laisse reposer dans une sorte de piscine qui se vide et s'emplit au rythme des marées. Yvon Jegat croit en la pédagogie : selon lui, en exposant ainsi ses huîtres au flux et au reflux, il leur apprend à conserver leur eau de mer et les prépare à bien se tenir pour ses expéditions...

Alors qu'il choisissait avec précaution les huîtres que j'allais déguster en les choquant pour tester leur son, nous en vînmes à évoquer les huîtres chaudes. Ni lui ni son épouse n'en avaient jamais tâté. Je lui dis rapidement mes mœurs et il me proposa de m'amener des creuses – belles spéciales du golfe – si je les leur cuisinais à ma façon.

Le grand soir arriva. J'avais récupéré les huîtres dans l'après-midi car il me fallait les travailler. Des spéciales, de taille moyenne – les n°s 1 conviennent parfaitement. Certains utilisent des plates mais je trouve que leur chair ferme convient moins à la chaleur et, surtout, elles s'assèchent beaucoup plus vite. Six par six, je les place au fond d'une sauteuse que je couvre. C'est le moment le plus délicat pour lequel aucune mesure du temps ne peut être objectivement donnée. Il faut connaître les huîtres et les aimer pour évaluer leur évolution à l'aveugle. Il ne faut pas attendre qu'elles s'ouvrent dans cette béance qui les assimile à l'absence de fraîcheur. Juste avant qu'elles n'abandonnent toute résistance, je dois les sortir en veillant à recueillir dans une casserole toute l'eau de mer qui s'échappe de leurs coquilles. Au fur et à mesure, je les amasse dans une assiette creuse que je rends oblique à l'aide d'une fourchette placée en dessous. Les huîtres vont rendre de l'eau de mer pendant plusieurs minutes sans pour autant s'assécher. Elles doivent garder leur consistance d'huîtres fraîches, informes, ne se ramassant que dans l'ultime réchauffement qui précède le service.

J'isole donc le jus d'huître, eau de mer parfumée de leur régurgitation. J'ouvre une bouteille de sauternes dont je vide progressivement le contenu dans ce jus trop salé. Au fil du temps, je goûte, je mesure, j'évalue jusqu'à parvenir à une divine proportion de sucré-salé, doux-amer. Equilibre qui ne se saisit pas dans l'instant car je l'envisage en fonction de la crème fraîche fermière que j'ajouterai tout à l'heure. Aussi l'ensemble peut-il rester encore un peu trop amer. Par ailleurs, j'ai fait cuire à la vapeur quelques bouts de poireaux nouveaux, dégainés de leurs enveloppes trop sèches, en même temps que des carottes nouvelles coupées assez fin pour que leur temps de cuisson soit identique à celui des poireaux. Alors seulement, je procède au mélange final : d'abord la crème fraîche s'incorpore au jus d'eau de mer et de sauternes qui devient homogène grâce au fouet qui les y contraint. J'y mêle deux jaunes d'œufs pour colorer et lier l'ensemble, puis je jette rapidement les poireaux, carottes et huîtres en veillant à ce que le tout soit seulement réchauffé sans jamais être recuit. Puis je sers dans des assiettes chaudes.

Aussi mes amis, les Jegat, virent-ils arriver devant eux ce joli mélange de couleurs, jaune clair, vert douceâtre, pontué de carottes susceptibles de mettre en valeur le pastel de l'ensemble. Ils furent tout surpris de retrouver sous leur langue le goût et la consistance maritimes et iodés de leurs huîtres chéries. Et assez polis pour me dire leur plaisir, mais je sentis quand même que, pour eux, cette débauche d'énergie était vaine en regard du produit immédiat et brut qu'ils façonnaient depuis trois générations d'ostréiculteurs.

Je n'ai pourtant pas renoncé car ce plat, aux saveurs paradoxales, s'est révélé accessible aux pires ennemis des huîtres.

Or, quand je nourris, j'aime transgresser les barrières et faire goûter tout à coup ce qu'un homme ou une femme que j'aime prétendait jusqu'alors abhorrer. Ce plat a des vertus propédeutiques. Je continuerai.

Pascal et les triple zéro

Pascal est un grand écrivain, érudit, sensible, inventif. Il n'est guère mondain, n'a aucune propension pour les dîners en ville. Je préfère d'ailleurs nourrir ceux qui sortent peu, qu'ils se soient fatigués de tous ces temps perdus ou que leur timidité naturelle les éloigne des groupes attablés. Mais Pascal apprécie beaucoup la mère de mes derniers enfants.

Chaque fois que je le vois, il m'évoque le même souvenir qui semble l'avoir profondément marqué : au beau milieu de notre table, un gigantesque plateau bourré de belons triple zéro, empilées jusqu'au déséquilibre. Quand il m'en parle et m'en reparle, je le revois encore saisir délicatement les huîtres une à une, comme dans un mikado, de peur que d'autres bougent en l'absence de l'une. Il me remémore son plaisir profond et son étonnement ravi, lui qui ne connaissait jusqu'alors que les huîtres creuses. J'ai parfois le sentiment que cet homme, qui a écrit de si belles pages sur le sexe et sur les sens, ajouta ce soir-là une sensation unique et nouvelle au panthéon de ses jouissances si souvent intellectualisées. Pascal ne sourit pas très facilement ou, du moins, son sourire est rarement radieux, il n'envahit jamais son visage dont toute partie semble rester cérébrale alors même que sa bouche tente d'émettre un autre signal.

Je n'ai jamais osé recommencer avec lui car il est des moments, des sensations et des sourires qu'on ne retrouve jamais par la répétition. Il y manque l'imprévu que gâche le prévisible, et le recommencement qui anéantit l'étonnement subtil.

Quant à moi, je ne peux plus déguster ces belons triple zéro sans revoir son illumination, sans entendre son souvenir. Il m'arrive, seul, de m'en nourrir, mais jamais tout à fait seul...

Proposition :
Salade de poissons fermes à la coriandre

J'aime préparer ce plat pour des amis. Je le fais peu en famille, préfère qu'il reste une surprise, une de ces entrées qui sont commentées dès le commencement du repas.

L'apparence est d'une salade folle, inventée par Jacques Manière, répétée à l'envi par tous ceux qui se targuaient de nouvelle cuisine. Le maître du Dodin-Bouffant y mettait des lamelles de foie gras, ce qui n'est pas mon cas. Mais l'allure est proche : haricots verts dominants, touches de vert pâle avec des avocats finement tranchés, rondelles de tomates pour ajouter quelque acidité rougeâtre, et petites carottes nouvelles doucement croquantes. Les plus compétents reconnaissent les feuilles de la coriandre mélangées à des morceaux de tiges qui concentrent davantage le goût asiatique de l'herbe fantasque.

Tel est le spectacle qui s'offre au premier regard sur l'assiette. Ces légumes colorés brillent sans être entièrement huileux. Ils cachent un poisson ferme, servi froid. L'idéal est un turbot épais mais un filet de saint-pierre convient presque aussi bien. L'un ou l'autre a été cuit à la vapeur puis refroidi avant d'être déposé au fond de l'assiette. Le poisson et les légumes sont liés par un jus étonnant, presque sucré. Personne n'y reconnaît l'orange pressée qui, mélangée à une huile d'olive très parfumée, reçoit le parfum d'un poivre en grains concassés.

L'ensemble est très frais, particulièrement adapté aux fortes chaleurs. Je fais deviner les ingrédients et la conversation roule sans que jamais personne ne puisse en épuiser l'énumération.

Quoique très simple de conception, ce plat prend beaucoup de temps : il faut choisir des légumes goûteux et les cuire un par un pour les découper avec élégance. Mais il fait partie de ces ouvrages qui procurent un véritable plaisir de l'œil et sont aimés de tous, puisque rien n'y provoque un dégoût coutumier.

Il installe une ambiance légère et chaleureuse : on n'oublie pas qu'il s'agit, ce soir ou ce midi, de cuisine...

Bernard et la blonde d'Aquitaine

Mon ami Bernard me fit un jour un grand plaisir. Ecrivain généreux, père obsessionnel, collègue au lycée Louis-le-Grand, sportif au long cours, il partage avec moi la lecture de *L'Equipe* et un appétit rabelaisien. J'ai toujours été jaloux du souci qu'avait sa femme, Anne, de le voir me battre au tennis. Avant chaque match, elle le met en condition en lui préparant des sucres lents comme avant les marathons qu'il effectue une ou deux fois par an. Quand nous jouons l'un contre l'autre, j'ai le sentiment d'avoir deux adversaires, lui-même sur le terrain et celle qui le nourrit. Elle ne manque jamais un petit coup de téléphone pour souligner ma défaite. Je me sens seul face à ce couple ludique et infiniment amoureux, bercé par une histoire d'amour et consolidé par un terrible deuil.

Nous jouissions de dîner ensemble avec nos enfants et les deux femmes que nous aimions l'un et l'autre. Un soir, connaissant ses goûts pour les plats consistants et terrestres, je lui préparai un filet de blonde d'Aquitaine en prévoyant pour lui une part d'une livre, *bleue, bleue mais chaude.* J'eus quelque discours sur la tendreté qui s'éprouve dans les actes de trancher, entamer, couper et mastiquer. Un mot en passant sur la qualité du persillé dont la jutosité et la flaveur se prêtent merveilleusement à la fondue bourguignonne, quoique ce morceau soit beaucoup plus ferme. Il en fut ravi, ce qui ne l'empêcha pas d'achever goulûment toutes les glaces achetées à la Maison du Chocolat, car il absorbe le sucré avec beaucoup plus d'ardeur que moi-même. Nous nous quittâmes, repus et ravis.

Dans la semaine, il laissa un message sur ma boîte vocale : « J'ai un renseignement à te demander et merci pour l'autre soir. » Le soir même, je le rappelai. « C'est l'anniversaire de Clément, comme tu sais, Anne m'a demandé ce qui lui ferait vraiment plaisir : où puis-je acheter ta blonde d'Aquitaine de l'autre soir ? Ça, c'est un plat de rugbyman ! » J'étais ému par cette rare demande. « Je m'en charge. » Après lui avoir indiqué l'adresse de la boucherie de la Neva, j'y filai pour les prévenir, pour qu'ils lui gardent la meilleure partie du filet et lui montrent la bête en son entier, encore chevillée. Le dîner d'anniversaire de son fils fut très réussi et, même absent, je m'y sentais dignement représenté par une tendre blonde.

Recevoir, communiquer

Nourrir des amis ou des relations, c'est aussi recevoir. On sous-estime trop la qualité de la réception. C'est pourtant là qu'apparaît l'essentiel d'une communication. Nourrir s'isole difficilement de son contexte. Entre le biberon et une soirée associative, s'inscrivent de multiples occasions. Le seul fait que je nourrisse ne permet pas de les assimiler car elles n'ont de commun que cela. Il ne devient jamais marginal, il donne du sens mais ce sens ne diffuse pas dans les mêmes conditions. Dans certains cas, il est inséparable de la réception.

Parler des arts de la table est sans doute pompeux. Pourtant la table bien dressée, nappe et couvert, ne se contente pas d'ajouter au charme de la gastronomie. Dans la réception, l'acte de nourrir est inséparable de mille détails qui l'étouffent ou l'enrichissent. Et si le *je vous nourris* installe un cadre particulier, il pourrait être vain sans un accueil, un placement, un nombre, des connivences qui permettent de développer et d'exprimer cette originalité. Je n'ai appris à recevoir que de la mère de mes deux derniers enfants. Je connais les conditions d'assemblage, je connais moins celles de la distribution dans l'espace, les protocoles et préséances. Gardons-nous cependant de les négliger : après tout, si je reçois chez moi, c'est pour procurer du plaisir. Il faut donc bannir tout déplaisir pour l'un ou pour l'autre.

Pourtant, j'ai vu bien des ministres ou chefs d'entreprise organiser des réceptions, des vœux de nouvel an aux avant-premières de cinéma ou d'opéra, sans engager des moyens à la hauteur de leurs objectifs. On ne devrait jamais recruter un responsable de communication sans savoir s'il est capable de recevoir : là se manifestent l'attention aux personnes, la capacité à se décentrer à la place de l'autre, l'accueil des invités, toutes choses par quoi commence la communication.

Ce n'est pas affaire de mondanité, la vraie réception en est l'antithèse : on reçoit pour donner car ceux qui sont reçus doivent recevoir. La nourriture fait partie du don et la dépense d'énergie vaut mieux que la dépense. Nourrir, c'est communiquer puisque c'est rendre commun ce qui est ingéré par chacun. Si le mot de convivialité s'est aujourd'hui banalisé dans l'informatique et toutes NTIC, il vient avant tout de la réception et du nourrir.

La convivialité proscrit la juxtaposition : je n'ai jamais invité chez nous plus d'un couple qui y vienne pour la première fois. Ainsi se nourrit-il au milieu de personnes qui sont déjà un peu chez elles, habituées des lieux et de l'atmosphère, de ma tenue négligée et de mon activité.

Mais je ne reçois pas seul, nous recevons ensemble.

Arrière-cuisine

Il est toujours agréable d'utiliser un bel objet pour nourrir. Il m'est par exemple arrivé récemment, en me promenant au hasard du boulevard Raspail, d'acheter, pour le plaisir de l'œil, un magnifique presse-purée dont l'acier évoque presque la qualité des chromes qui faisaient autrefois le lustre d'une voiture. Ce petit presse-purée, plus sophistiqué que l'archaïque invention du *Moulinex-libérant-la-femme*, n'est utilisable que pour deux personnes. C'est, comme tous les presse-purée, un instrument quelque peu pénible à manier et long à nettoyer. Je le fais admirer à mes enfants chaque fois que je les nourris de jolies charlottes.

J'aime également travailler mes sauces ou même faire revenir une base de court-bouillon dans une splendide casserole en fonte achetée chez Rœllinger et munie d'un beau bras en laiton massif qui ajoute encore au poids de l'ensemble. Je ne sais pas très bien d'ailleurs si mon goût prononcé pour la lourde fonte vient du plaisir à constater la parfaite répartition de la chaleur ou de l'impossibilité pour une femme de soulever et manier avec dextérité des instruments d'un pareil poids... puisqu'on m'accuse de cette perversion virtuelle.

Quoi qu'il en soit, certains outils ne sauraient être l'objet d'un tel procès d'intention. J'en reviens à la râpe...

Râpe aristocratique

La râpe à carottes est un instrument démocratique, de faible coût et d'usage commun. Mais il est une autre râpe, chère et d'usage aristocratique. Le mot râpe semble se prêter mal à cet élitisme. Tous ses usages sont triviaux, voire péjoratifs, qu'il s'agisse d'un tissu qui râpe la peau ou de l'expression familière *c'est râpé!* Guy Savoy me fit un jour la démonstration d'un instrument qui m'était alors inconnu et que je m'empressai d'acquérir, *la râpe à truffes.*

Servez un plat de lentilles, longtemps mariné, longtemps parfumé d'oignon et de thym, et, au dernier moment, quand vos invités sont encore étonnés d'une telle simplicité, qu'ils cherchent de l'œil un petit salé ou une viande inattendue, vous passez sur leur assiette en grattant une truffe qu'ils ne voient pas encore car elle tient dans votre main ;

ils ne l'ont pas encore vue qu'ils l'ont déjà perçue, tant la râpe à truffes révèle le parfum musqué du diamant noir. Enivrés par l'odeur, admiratifs devant les fins copeaux dont la distribution sur les lentilles semble aléatoire, ils n'ont pas vu, ils n'ont pas regardé la râpe à truffes. Il faut la leur montrer, l'exhiber alors que de fines pellicules noires pendent aux bords de la lame acérée. Rectangulaire et prolongée d'une poignée, en acier lourd et rigide, elle est traversée d'une lame qui se règle à l'aide d'une vis coulissante. Bel objet pour des moments d'exception.

Il peut également faire son effet auprès d'une femme, face à face : alors que les lentilles fument devant elle et qu'elle dissimule gentiment sa surprise sur l'ordinaire du plat, vous vous approchez d'elle, passez tout à côté de son épaule au point qu'elle se demande si vous allez tenter quelque chose. Mais vos mains couvrent son assiette en râpant, au lieu de caresser. Le plaisir de la truffe se substitue heureusement à toute autre attente.

Proposition :
Poulet de Bresse cuit à la vapeur de sauternes

Pour nourrir, il existe des habitudes, des manies, des prédilections. Elles tiennent avant tout au savoir-faire qui se construit dans le temps. Une nourriture est vraiment maîtrisée quand plus rien ne se calcule et que tout se perçoit. Les sens sont au cœur du nourrir : la vue, l'odorat, le toucher plus encore que le goût. Je crois ne jamais goûter un plat que je maîtrise. Le geste qui trempe la cuillère dans la sauce ou le jus pour tester le sucré et le salé, l'acidité et la douceur, ne me vient qu'aux balbutiements d'une innovation.

C'est pourquoi je cuisine souvent le poulet de Bresse à la vapeur de sauternes. Son œcuménisme m'y pousse comme sa facilité de réalisation. En versant du sauternes froid dans des lentilles du Berry jetées à la base d'un cuit-vapeur, je sais que je verrai les lentilles dorer légèrement en se gorgeant de vin.

Je les cuis lentement après avoir déposé les morceaux de poulet dans les étages supérieurs. La chair ferme va s'attendrir peu à peu et sa graisse subtile s'écoulera pour parfumer les lentilles. Ce plat sans eau, ni beurre, ni sel, mélange des saveurs animales et sucrées dans les minuscules disques bruns qui s'en imprègnent. La vapeur de sauternes elle-même donne au Bresse une consistance particulière : il brille d'un rose-gris qui lui est caractéristique.

On élève aujourd'hui des poulets plus intéressants comme la géline, cette revenante de Loire à la tendreté séduisante, mais le sauternes l'affadit quand il met en lumière la vigueur du Bresse.

Le plat est collectif : les cuisses, pilons et blancs reposent sur le lit de lentilles et chacun peut se servir en fonction de sa préférence.

Je fais souvent ce choix quand le temps est réduit pour la cuisine elle-même. La qualité des produits de base y est sans doute plus déterminante que pour des plats sophistiqués dans lesquels l'activité de transformation est plus importante. On ne nourrit jamais que dans la diversité des temps disponibles, des saisons pertinentes, et des personnes nourries.

Proposition : Brandade de haddock

Certaines préparations conviennent aussi bien pour nourrir quatre personnes qu'une centaine. Pour d'autres, c'est impossible. Ou alors, il faudrait être équipé comme un professionnel. Il est possible d'expérimenter quelque plat pour voir...

Tel fut le cas de la brandade de haddock. Je la pratiquais à domicile sans trop de difficultés, soit pour en faire le moment principal d'un dîner, soit pour la placer en digression entre une entrée et un plat peu copieux.

Je testai un jour la brandade à Vatteville pour notre association. Je suis maintenant presque contraint à une brandade annuelle par mes concitoyens...

Le haddock est un poisson peu consommé par les Français. C'est une morue fumée dont la couleur orangée inquiète les mauvais connaisseurs de la mer. Pour ma part, ignorant des vents et beaucoup plus terrien que marin, je ne chéris la mer en homme libre qu'à travers ce qu'elle m'offre pour nourrir. La tradition consacre la morue fraîche pour la brandade, ce qui en adoucit le goût et peut même tolérer des pointes aillées, ainsi que la propose Le Récamier, maison dans laquelle je choisis toujours ce plat depuis que le patron a décidé d'abandonner pour moi la portion congrue et de m'en laisser déguster à volonté.

La brandade que je prépare contient de nombreux ingrédients : aneth, parmesan en poudre, cinq baies, crème fraîche normande, et naturellement charlottes et filets de haddock. Ces derniers se cuisent uniquement dans du lait, à feu très doux, déchiquetés pour être amollis. Je choisis un lait cru dont le goût ne se laisse pas totalement masquer par la force du haddock. C'est un long travail que de cuire les pommes de terre à la vapeur pendant que le haddock s'imprègne du lait. Le génie du mixeur permet ensuite de tout broyer pour obtenir une pâte homogène qu'il suffira de réchauffer au dernier moment. Quand nous préparons, avec mes enfants et leurs amis, ce plat pour l'association, nous le faisons la veille afin d'obtenir une macération qui ne permette plus de distinguer les divers ingrédients. Leur fusion gustative est primordiale, c'est un plat de mélange et non de distinction. L'ampleur de la tâche connaît une belle récompense : nos concitoyens et amis raclent des plats que nous pensions trop copieux. Seuls mes enfants le regrettent, tant ils ont l'habitude, au retour de ces débats normands, d'emporter avec eux de quoi se nourrir pendant un jour ou deux.

Aussi la brandade de haddock m'apparaît-elle toujours comme une facture démocratique.

Dînons ensemble

Je suis convaincu que la démocratie locale passe par la nourriture. C'est en nourrissant les membres d'une association locale que j'ai contribué à la faire vivre.

On ironise souvent sur les banquets républicains et l'on a tort. Proposez des préaux, des débats, des conférences, des réunions publiques et vous pourrez vous désespérer de l'incivisme des Français en vitupérant la déréliction de nos mœurs publiques. Invitez à dîner, mettez à table, débouchez un bon bordeaux et la démocratie revit. Pour de bonnes raisons.

C'est ce que nous avons fait sur un territoire qui recouvre à peu près l'étendue du parc naturel régional de Brotonne, en Normandie, au sud du pays de Caux. Notre association « Débats en vallée de Seine » regroupe environ deux cent cinquante adhérents de tous les milieux : des femmes de service de l'école aux cadres bancaires, des agriculteurs aux instituteurs, des hobereaux locaux aux familles des uns et des autres. Tous les mois nous invitons une personnalité de notoriété nationale pour un débat public dans un village du pays. Un pot sur place succède aux débats. Mais, surtout, un dîner au siège de l'association rassemble les adhérents autour de l'invité, qui passe de table en table pour répondre aux questions individuelles.

Pour des raisons matérielles, nous ne sommes pas plus de cent quinze. Nous choisissons nos invités en fonction de l'appétence que nous leur supposons pour la rencontre et la discussion avec la « France profonde » : nous savons bien que la notoriété nationale couplée avec un tropisme parisien est souvent dissuasive ! Ainsi avons-nous reçu des gens aussi différents que Claude Allègre, Jean-Jacques Goldman, Jacques Maillot, le juge Riberolles, Erik Orsenna, Sylviane Agacinski ou Alexandre Adler.

Pas de traiteur... avec les enfants et certains de leurs amis nous préparons le repas pour nos cent quinze convives dans une ambiance chaleureuse qui sied à la nourriture.

Nous disposons d'un outil dont j'ignorais le nom jusqu'alors : le resquilleur. C'est un trépied en fonte qui soutient trois cercles concentriques par lesquels sortent des flammes très vives et qui peut supporter une immense marmite pour faire mijoter notre préparation. Nous dressons un buffet froid et concevons un plat chaud. Le nombre limite nos possibilités et nous effectuons une rotation de plats qui se prêtent à ce cadre particulier : lentilles au lard paysan, blanquette de veau, choucroute de chez Couesnon, soupe de poissons frais, plat de côtes en pot-au-feu, brandade de haddock et, pour notre soirée festive sans débats, des langoustines qui, servies froides, nous évitent de rester en cuisine pendant que tous dansent sur l'herbe.

Erik et les lentilles

C'était une chaude soirée de septembre, et nous dînions ensemble, dehors. Erik sortait de sa conférence à Notre-Dame-de-Bliquetuit. Il n'était pas venu pour parler mais pour écouter ; il avait parlé quand même et on l'avait écouté avec plaisir.

Pour dîner, j'avais prévu un grand classique de l'association, des lentilles du Berry au lard paysan. Le plat est simple, traditionnel. Des épices, du thym, du laurier, des oignons, des lentilles, de l'eau et ce fameux lard paysan d'Alsace qui offre tout son parfum à l'ensemble. C'est sans conteste le plat que nous mettons le moins de temps à préparer. Seulement les meilleurs ingrédients dans chaque catégorie. Erik aime manger, aime aimer manger et aime que ça se voie. A chaque table, il émettait un soupir de satisfaction et n'avait que louanges pour les lentilles au lard dont il répétait l'ingestion à chaque changement de place. Avec sa moue toujours souriante, ses rires fréquents et son visage de bande dessinée, il mit chacun à l'aise pour lui-même recueillir ce qu'il était venu chercher. Préparant un documentaire pour la Cinquième sur l'identité de la France, il questionnait : « A quels moments de votre vie vous êtes-vous sentis français ? »

Lors de son sixième changement de place, alors que la pénombre envahissait la pelouse sans que la fraîcheur menaçât, il arriva à une table composée de Vattevillais de pure souche, presque tous issus de la même famille, les Lesens. Il eut cette réponse étonnante qu'il répéta devant plusieurs auditoires : « Nous nous sommes sentis français le jour de l'éclipse. »

L'éclipse avait été totale à Vatteville et nous étions réunis tous ensemble, gens d'ici et touristes occasionnels, dans le champ d'en face. Quand la Lune cacha le Soleil, nous nous sommes sentis français.

Erik, qui commençait peut-être à penser que les lentilles au lard soudaient notre identité culturelle, fut tout surpris d'apprendre qu'elle avait été saisie en un instant si court.

Du moins les lentilles du Berry au lard paysan et l'appétit commun avaient-ils permis cette expression singulière.

On me congèle !

« Tu en fais trop. » C'est vrai, je crains toujours qu'il n'y en ait pas assez... Me le reprochent quelquefois une femme qui grossit, des enfants qui ne parviennent pas jusqu'au dessert, ou des amis confus de ne pas terminer leur assiette. Ainsi, pour nos dîners de l'association, il n'est guère aisé de mesurer avec précision ce qui est nécessaire pour cent quinze personnes et j'ai tendance à préparer une quantité excessive du plat chaud, moment fort du repas. Je sais d'ailleurs que mes enfants, amis et concitoyens veilleront à ce qu'on ne jette pas. Ils repassent le lendemain matin pour se partager le surplus reposant dans l'énorme marmite en aluminium encore perchée sur le resquilleur. Je dégraisse alors la sauce refroidie et distribue, dans des récipients divers apportés par chacun, le plat qu'ils ont mangé fumant la veille au soir. C'est l'occasion d'un mot aimable, d'une comparaison et surtout d'une conversation sur la qualité des débats ou l'affabilité de notre invité passé de table en table : l'un évoque la question qu'il avait tenu à poser, l'autre un trait d'humour ou le fait qu'il vient de voir à la télévision ou d'entendre à la radio cette personnalité qu'il tenait en face de lui le soir même.

Récemment, une adhérente de l'association, femme de service dans l'école communale, passait me voir pour rapporter du linge propre. Elle évoqua la prochaine venue du grand mufti de Marseille qui devait intervenir sur « l'islam aujourd'hui » – il faut dire que la venue d'un Arabe dans notre presqu'île n'est pas chose fréquente. L'islam y est plus connu pour le 11 septembre que pour sa dimension spirituelle. Comme j'avais répondu à ses questions, elle m'interrogea sur le menu prévu. J'expliquai que je devais exclure les lentilles au lard paysan et la choucroute et que j'envisageais une brandade de haddock. Elle acquiesça.

« Je vous demande ça parce qu'hier nous avons fini avec mon mari et nos enfants la blanquette de veau de la fois dernière. »

Je m'étonnai du mois qui s'était écoulé et de l'état de la préparation.

« Non, mais vous savez, quand nous partageons ce qui reste de nos dîners, je le mets au congélateur.

La blanquette était vraiment excellente, elle a mieux tenu que la soupe de poissons... »

Je croyais nos plats associatifs consommés le lendemain même de nos soirées. Ainsi ai-je découvert qu'il m'arrivait de nourrir mes concitoyens sans en savoir le moment et que mon refus du surgelé était malmené contre ma volonté.

Le congélateur instaure donc une autre manière de conserver un souvenir et je lui dois, à travers le temps, ma présence nourricière à la table des autres.

Le moment du fromage

J'ai souvent tort de trop nourrir et de ne pas laisser un appétit suffisant pour le fromage. On se trompe en pensant que les enfants n'apprécient pas les nourritures dont le goût est puissant ; s'ils ne sont pas biberonnés au surgelé et piqués au McDo, il n'y a aucune raison de les voir rétifs à des aliments très distincts, ce qui est le cas des fromages.

Nourrir des enfants, c'est toujours rechercher un équilibre dont se soucient diététiciens, médecins et conseilleurs de tous ordres. Cet équilibre s'obtient davantage dans les extrêmes que dans les insipides. Et même si je m'intéresse plus au goût d'une blonde d'Aquitaine qu'à ses protéines, au parfum d'une tomate qu'à ses vitamines et aux senteurs d'un fromage qu'à son calcium, le déséquilibre des goûts produit un bel équilibre des éléments vitaux.

Le fromage est avant tout un moment et j'aime que ce soit le moment d'un choix : le charme des plateaux de fromages réside dans cette exception. Quand je nourris des enfants ou une femme, le menu est imposé. Il ne reste qu'une décision à prendre : quel fromage ?

Sans prétendre à la diversité d'Androuet, mon plateau contient en général un vacherin – pour celles et ceux qui ne sont pas encore intoxiqués par les ridicules campagnes contre la listeria –, un camembert – du Jort quand je peux en trouver –, un saint-nectaire – pour mon dernier garçon – et une pâte pressée : comté, beaufort ou laguiole.

Je fais une exception et suspends tout choix quand j'ai une bonne connaissance du fromage préféré de la personne que je nourris. Ainsi un roquefort Carles satisfait-il ma plus grande fille et un vacherin mes gendres.

Les fromages doivent avoir l'air de fromages. Certains camemberts ressemblent à des fromages blancs et, quand on m'impose un Caprice des Dieux, je comprends et subis la supériorité du monothéisme sur le polythéisme antique.

FEMME

Proposition malhonnête : un fauve pour deux [1]

Le caviar est à la nourriture ce que le vison est au manteau. Une fréquente vulgarité. Même si le goût peut en être subtil, comme peut être douce la caresse d'un vison, je n'apprécie guère l'étalage de fric sans travail. On n'implique pas sa personne quand on n'implique que ses billets. Autant faire venir un traiteur pour dresser la table et livrer le repas. Comme font les amoureux manchots.

Le homard, c'est autre chose. J'aime ce fauve des mers qui se débat avec fureur et se cuisine avec ardeur. Il existe maintes façons de le préparer. Sa taille est décisive car ses saveurs se renforcent avec le poids, comme c'est d'ailleurs le cas de la plupart des poissons et crustacés.

1. Cette préparation de homard convient très bien aussi à un plus grand nombre de convives. En effet, le bouillon se concentre avec la multiplication des homards qui y cuisent.

Quand il s'agit d'un dîner à deux, j'hésite en fonction du marché. Si les homards bretons – en existe-t-il d'autres ? – sont trop petits – moins de six cents grammes –, je choisis l'option homard froid, un par personne, et le cuis le plus simplement possible. Si je repère un homard conséquent, j'entreprends un travail d'un tout autre ordre.

Après une préparation classique du fond d'un court-bouillon, je fais revenir dans le mélange d'oignons roses, de thym frais, de laurier en branche, de carottes émincées et de poivre, plusieurs dés de lard paysan. Les Alsaciens produisent encore ces morceaux de poitrine dont le violent parfum est inégalable : laissez le lard quelques minutes sur la table de la cuisine, toute la pièce en est embaumée. Quand je le découpe, après l'avoir déshabillé de sa couenne rugueuse, mes mains elles-mêmes gardent mémoire pour longtemps de ce contact qui s'est approfondi dans l'extraction des osselets disséminés entre la chair et le gras. Ce lard paysan ne dénature guère le homard ; au contraire, il renforce son côté sauvage.

Quand les lardons ont commencé de rendre un suc intense, j'emplis la marmite de sauternes pour y plonger ensuite la bête. Elle n'est qu'à moitié immergée dans le jus bouillant, je dois donc la retourner à mi-cuisson pour que sa chair ait une consistance homogène. Le bain doit être ainsi conçu car il servira de base à la sauce ultérieure. La difficulté pour les homards d'un certains poids – au-delà de trois livres – réside dans l'impossibilité de cuire à la fois le corail et la chair : cette dernière ne doit pas s'assécher, mais, si je veux éviter ce travers, le corail reste bleu. Il faudra le remettre à cuire quelques minutes après l'avoir extrait de la carapace fumante.

C'est une fois de plus un plat sans sel – le lard paysan y suffit – et un usage précieux du sauternes. L'adoucissement des goûts sauvages et violents produit une sensation complexe : on perçoit sous la dent ce va-et-vient entre la force et la douceur, force du fauve et du lard paysan, douceur du sauternes et de la crème fraîche. Je dois goûter tout le temps, tâtonnant sans mesure objective du temps.

En déposant dans l'assiette la pince rosâtre et la moitié du corps coupé dans le sens de la longueur, j'enveloppe le tout de la sauce brune à laquelle deux jaunes d'œufs auront donné quelque lueur blonde. Les dés de lard sont plus élégants disséminés sur les chairs, sans être recouverts d'une sauce qui se répartit mal sur leurs formes.

Le homard est le gibier des mers. Très consistant, ferme, relevé, il est, comme on dit, *très nourrissant.* Je sais que, derrière, on me demandera d'annuler le fromage, qu'apparaîtra un désir de salade et de dessert léger. *Très nourrissant* ne signifie pas *lourd*, ni *pesant*, ni *indigeste*. Le nourrissant reconstitue, restaure, revigore.

Nos deux assiettes sont donc servies, nos deux verres emplis de côte-rôtie : ce vin convient parfaitement car la syrah produit un jeu de sensations complémentaires.

C'est alors un authentique moment de vérité. Que va-t-elle dire ? Que va-t-elle faire ? Je ne la connais pas encore très bien. Enfin, je ne la connais pas sous ce jour. J'ai déjà pu la voir une fourchette et un couteau à la main, au restaurant ou chez des amis. Je sais qu'elle n'a pas le défaut rédhibitoire d'une vilaine tenue à table. Je connais son élégance naturelle. Elle va aimer, j'en suis certain : le homard fait partie de ces plats qui éveillent peu d'aversions et font prendre peu de risques à celui qui nourrit – au contraire des huîtres, des escargots ou du boudin noir. Elle va aimer, mais c'est si facile d'aimer une cuisine accessible aux plus capricieuses.

J'aurai droit à quelques banalités, « C'est original du lard avec du homard, ça a dû vous prendre beaucoup de temps, ce vin est étonnant, vous devriez tenir un restaurant, je n'oserai jamais vous inviter chez moi... » Je ne saurais reprocher de tels propos car la langue gastronomique, toute faite de métaphores alambiquées, ne sied pas toujours. J'aime voir une femme sentir et penser, penser et sentir, réfléchir à ce qu'elle ressent. J'aime percevoir, à travers les mouvements discrets de sa bouche, la langue chercheuse qui essaye de retrouver des ingrédients, de ne perdre aucune saveur. Quand une femme déguste, j'y vois la fleur de peau.

Un acte et un propos me détournent à jamais de cette femme qui avale mon homard. *L'acte* : qu'elle laisse traîner quelque chose dans son assiette, isolant par exemple le lard, « pas très bon pour mon régime » ou négligeant quelques bribes de chair au fond d'une sauce qu'elle ne sait pas goûter pour elle-même. *Le propos* : « Il faudra que vous me donniez la recette. » L'expérience est ratée si cette femme n'abandonne pas d'avance, pour s'abandonner ensuite, ou plus tard. Cette expérience du face-à-face est cruciale, elle-même nourrissante. Quand l'assiette est achevée, je perçois bien si cette femme tient à jouir encore des sensations qui parcourent son palais, si elle se pénètre d'une suave lenteur qui la rend presque immobile. L'économie des mots est le gage de dépenses futures. Le homard m'a plus appris sur certaine femme que de vains discours.

Quand je nourris, d'une certaine manière, je réduis au silence, puisque les bonnes manières interdisent de parler la bouche pleine. Or, pour connaître l'autre, c'est le silence qui manque le plus. Nous ne le partageons presque jamais : il faut parler toujours, faire rire, éviter les blancs, ne jamais donner l'impression de s'ennuyer. Je la préfère nourrie en silence sans abus de commentaires.

Nourrir impose le silence : assieds-toi, tais-toi, sois toi, nous avons tout notre temps. Je t'ai donné mon temps, prends ton temps et prends le mien. Silence, on nourrit.

Nourrie

Si une femme m'avait bien connu, elle aurait pu saisir beaucoup plus vite l'avènement d'une distance, la proximité d'une rupture. Le sexe trouve toujours des prétextes : « Je suis fatigué, ce doit être ce médicament, avec tous mes soucis. » Fatigue évidente qui fait se lamenter, bêtabloquant qu'on peut vitupérer, soucis que l'on peut confesser. Epuisement qu'elle sait vérifier, cachets inhibants qu'elle sait contrôler, préoccupations qu'elle sait comprendre. Sympathie même dans la carence : « Tu travailles trop, mieux vaut te soigner, je partage tes ennuis. » Tous les boucs émissaires sont là, prêts à dire : clients exigeants, étudiants trop nombreux, médecin indifférent, banquiers obtus... Bref, le sexe faiblit sans toujours engendrer l'inquiétude décisive. Ça ira mieux demain. On ne sait jamais qui est le *dégonflé*, qui est la *dégonflante*, comme chante Linda Lemay.

Mais nourrir, c'est autre chose. Impossible de s'arrêter. Je n'ai jamais renoncé à un potage pour mes enfants, jamais dissous mon désir pour une femme dans un surgelé. Le traiteur s'assimile pour moi à de la maltraitance.

Si une femme m'avait connu, je veux dire, vraiment connu, connu en vérité, elle aurait tout de suite compris.

Je ne nourris plus une femme que je n'aime plus. Je nourris de temps en temps celle que je désire et n'aime pas encore. Je nourris tout le temps la femme que j'aime. J'aime, donc j'aime nourrir. Aimer, c'est toujours bien nourrir et beaucoup.

Qu'une femme me demande de la nourrir me touche infiniment. Je suis presque blessé qu'elle ait dû formuler elle-même ce vœu. Cela m'est arrivé. Je suis moins à l'aise si je pressens qu'il s'agit plus d'une économie d'énergie que d'une démarche affectueuse.

Comme tout homme, j'ai connu des ruptures, des histoires difficiles, des ruptures à répétition. J'ai vécu ces situations dans lesquelles les injures et les accusations prennent une telle ampleur qu'elles contredisent tout le contenu : de ces conversations tendues dans lesquelles rien n'est juste, rien n'est vrai. Chacun sent alors que l'autre l'aime et cherche des transitions qui échappent au risque de violences encore endémiques. Moi, j'ai toujours recommencé par nourrir. Non pas cette invitation à dîner concocté par d'autres – « Il faut qu'on discute de tout ça ensemble » –, mais une envie de nourrir, formulée comme telle : « J'ai envie de te nourrir », pour les pires situations ; « J'ai envie de te nourrir et de t'embrasser », pour les moins catastrophiques. L'illusion menace toujours dans ces retrouvailles à table et à sens unique.

La jouissance culinaire est tellement éloignée de l'orgasme par sa continuité, sa patience et sa digestion, qu'on croit se retrouver quand on ne goûte qu'une nostalgie gratuite. « C'est vrai, je risque de ne pas retrouver quelqu'un qui me nourrisse aussi bien. » Consolation.

Je ne suis pas capable d'écrire mes parties de jambes en l'air pour parler des femmes que j'ai connues. Peut-être aurais-je un pauvre catalogue au regard des exploits qui font recette aujourd'hui. Je ne suis pas de taille. Et je n'en aurais aucune envie, que ce soit nécessité ou vertu.

Et puis ma mémoire est faite comme ça : j'ai moins souvenir de toutes les combinaisons possibles suggérées par le *Kama Sutra* que d'une position presque unique et singulière : une femme à table, nourrie par moi.

Alors que j'évoquais cette conviction avec un ami très proche, il me renvoya doctement à l'éducation des jésuites : ma mauvaise conscience au regard du sexe me contraindrait à toujours enjoliver l'acte même, à toujours l'environner d'autres prétextes, à toujours me sentir coupable d'un plaisir strictement sexuel.

Je n'eus qu'un seul mot : vive les jésuites !

Alexandra, un matin

J'étais en Toscane avec Alexandra. Nous partions pour cinq jours, en amis.

Alexandra est belle, torturée, cultivée et peut-être même riche. Nous dînons de temps en temps ensemble, nous nous faisons un cinéma, un opéra. Avec une affection réciproque que nous nous disons « dépourvue d'ambiguïtés ». Il nous est arrivé de passer un ou deux jours ensemble, autour de goûts communs, du condrieu, du côte-rôtie. Deux mois plus tôt, Alexandra avait regretté n'être jamais allée en Toscane. Nous partîmes donc cinq jours dans la région que je préfère au monde. Je l'aime au point de ne pas vouloir en connaître d'autres.

Je lui fais découvrir Florence, Monterrigioni, San Gimignano. Je réserve un logement bien conçu dans une ferme « *tipico toscano* », au milieu des vignes, des oliviers et des cyprès, comme il se doit.

Le lieu nous plaît, avec ses deux chambres, ses deux salles de bains et sa salle de séjour commune. Nous aimons ensemble la lumière de décembre. Mais le chauffage faiblit, les chambres restent trop froides pour elle. Dans la salle de bains elle-même coule une eau de température irrégulière. Alors que j'aime tant la voir insouciante, loin de ses problèmes futiles de banquière, ravie par la lumière et les sensations artistiques, elle est dépitée, franchement malheureuse du froid qui fait tressaillir son corps aussi fin que désirable. Ses grands yeux verts se froncent de déplaisir.

Nous ne nous sommes pas touchés depuis dix ans. Alors que je vais monter dans ma chambre après lui avoir abandonné tout le stock de couvertures qui traînent sur les lits et dans les armoires, elle s'équipe pour la nuit avec force chaussettes, gants et pulls. Sa tenue découragerait les hommes les plus facilement excitables...

Je vais donc monter dans ma chambre pour écrire un peu sur je ne sais pas encore quoi, mais pour écrire, comme un exercice agréable et nécessaire. Je vais monter quand Alexandra répète une phrase que j'avais prise pour une boutade : « Tu ne veux pas faire la bouillotte pour moi, s'il te plaît ? » Je l'avais prise pour une boutade car, en dépit de nos relations purement affectueuses, je me savais plus vulnérable qu'elle, plus susceptible de franchir la ligne jaune et l'espace de nos dix-sept ans. « Enfin, je veux dire, être une bouillotte pour moi. J'aurai moins froid si tu dors avec moi, enfin, contre moi. » Au vu de son accoutrement, je comprends qu'il ne s'agit pas d'une proposition érotique. Je ne sais donc pourquoi, mais ses paroles me procurent un grand plaisir. J'accepte timidement après lui avoir suggéré que je chauffe sa place dans le lit froid et humide avant qu'elle ne s'y couche.

J'aime beaucoup Alexandra, je crains de l'empêcher de dormir. Aussi, conscient de mes ronflements nocturnes, je recours à un subterfuge pharmaceutique, « douce nuit », un nouvel aérosol censé rigidifier les membranes de la gorge. « Satisfait ou remboursé. » Une fois le ronflement probablement écarté, je crains encore deux perturbations : que je remue trop – elle a le sommeil fragile –, ou qu'un comportement archaïque m'entraîne, dans la nuit, à la caresser malgré moi. Enfin, malgré ma conscience.

Je me blottis contre elle, je l'enveloppe de mon corps plus vaste et plus chaud et nous nous endormons. Curieusement, son corps censé être froid me réchauffe. Nous dormons ainsi et nous éveillons ainsi. Je suis fier de m'être bien tenu dans tous les cas que je craignais.

La nourriture dans tout cela ? Au réveil.

Je crois n'avoir jamais éprouvé tant de plaisir à nourrir une femme au réveil que ce matin-là. Je me lève avant elle alors que nous parlons et que je la tiens dans mes bras. Elle n'a plus froid et m'en remercie. Jamais je ne l'avais vue ni même imaginée prendre un petit déjeuner au lit. Je lui pose quand même la question, moi qui ne sais rien faire d'autre au lit que dormir ou aimer. Elle minaude un peu – elle qui ne le fait jamais – et m'avoue aimer ça. « Des œufs sur le plat ? » « Oui, volontiers... »

Je descends dans la cuisine. Je lui presse mes oranges chéries et lui rissole deux œufs que je lui apporte sur un plateau. Puis un café, car elle n'a envie ni de tartines, ni de yaourt, ni de charcuterie italienne. Je la rejoins sur le lit pour le café. Avec une gentillesse que j'adore, elle me dit à quel point l'orange pressée est incomparable par rapport au jus d'orange de ce quatre étoiles de Florence où nous dormions la veille. Même chose pour les œufs. Je crois en avoir éprouvé autant de plaisir qu'elle. Je l'ai nourrie avec une belle affection aimante parce qu'elle ne me l'a pas demandé. Ce n'est pas une évidence pour elle. Rien ne lui est dû. De là vient mon plaisir incontestable.

Nourrir n'est jamais un acte servile quand on ne l'exige pas de moi. J'ai connu des femmes – je pense notamment à l'une d'entre elles que j'avais tant aimé nourrir aux balbutiements de notre amour – qui conçoivent les hommes en termes de « service rendu » : il faut venir les chercher, les conduire, les attendre, leur présenter leur manteau, suivre leurs caprices, et les nourrir évidemment. Si l'homme cuisine, il faut les nourrir ; s'il ne cuisine pas, il doit les inviter dans un bon restaurant.

J'aime nourrir, je déteste être servile. J'aime nourrir et j'aime qu'une femme m'en remercie et continue d'être étonnée par le plaisir que je prends à lui faire plaisir sans jamais juger mon acte naturel, nécessaire et banal jusqu'à s'indigner que ce service ne soit pas rendu.

J'aime nourrir une femme que j'aime, quelle que soit la façon dont je l'aime et dont elle m'aime. J'aime donner du plaisir, et je déteste qu'on exige que j'en donne. Alors le plaisir se partage.

Alexandra, je t'aime encore des plaisirs que nous prenons ensemble, quels qu'ils soient, puisque tu ne me dois rien et que je ne te dois rien. Tout est gratuit entre nous. Ces œufs sur le plat, dans la chambre froide, et ton étonnement ravi me restent comme un de mes plus beaux gestes de nourrir : tu ne m'as rien demandé, tu n'attendais rien et la surprise divine nous fut commune.

Qu'est-ce que nourrir ? Qu'est-ce qu'être nourri, si ce n'est pas aussi produire un souvenir ?

La saison des asperges

Nourrir fait vivre au rythme singulier des saisons. Le temps de nourrir n'est pas seulement le temps qui passe mais aussi le temps qu'il fait, soit deux acceptions du mot temps, en notre langue française, qui se rejoignent seulement dans l'idée de saison. Mais *nourrir* a ses saisons que la raison ne connaît pas. Elles sont irrégulières, débordent les unes sur les autres, empiètent, piétinent et enjambent. Telle est la saison des asperges quand, vertes, violettes ou blanches, elles se succèdent pour naître comme pour s'éteindre. Les conservations artificielles leur siéent tellement mal que je sais devoir attendre près de dix mois pour en déguster de nouvelles.

Mais quand vient le temps des asperges, les repas en sont scandés. Repas d'adultes, car, bizarrement, l'asperge reste peu goûtée des enfants. Affaire de consistance et d'amertume sans doute. J'ai toujours pensé que la dégustation de l'asperge indiquait une maturité nouvelle car, curieusement aussi, l'asperge est aimée de tous. C'est une entrée sans risques.

Je n'ai connu qu'une seule mésaventure catastrophique avec l'asperge. J'allais dîner chez un de mes meilleurs amis, grand philosophe et politologue français. Il proposa des asperges en entrée mais ignorait qu'elles s'épluchassent ! Terrible expérience. J'avais connu les asperges mal cuites, les asperges gorgées d'eau, les asperges aux pointes informes, mais jamais l'immangeable.

L'instrument qu'on nomme cuit-asperge me semble une drôle d'aberration car il laisse les asperges, déjà si aqueuses, cuire dans une eau bouillante qui leur convient beaucoup moins qu'une lente vapeur.

A la saison, je vais toujours choisir de grosses blanches, de celles qu'on peut racler sans vergogne : alors personne n'est contraint de laisser traîner quelques filaments vexatoires au bord de son assiette et l'assaisonnement peut les envelopper tout entières.

Les asperges conviennent aussi bien au groupe qu'au tête-à-tête. J'avoue préférer une caresse d'huile de noisette à toutes les mayonnaises, vinaigrettes et mousselines, même saupoudrées d'un joli cerfeuil vif. La chair cuite à point s'imbibe gracieusement d'un trait d'huile périgourdine sans que son propre goût ne s'efface et sa légèreté demeure intacte. L'huile de noisette reste méconnue. Quand son parfum est très légèrement grillé, elle s'identifie facilement mais on en trouve rarement de délicate dans le commerce grand public. J'ai tendance à privilégier cette huile de noisette achetée à Périgueux pour un repas en tête à tête : il y est plus loisible de percevoir un étonnement ou une interrogation. La femme, en face de moi, admire l'épaisseur d'asperges si tendres et, si elle goûte le plaisir des choses, je lis une perplexité dans sa première bouchée. Elle hésite à parler. Elle recommence. Il est exceptionnel qu'elle reconnaisse l'huile de noisette, mais c'est arrivé une fois. Ce fut l'annonce de beaux développements ultérieurs...

Hors le corps à corps, une huile d'olive de Nyons, ou de pays nissan, est bien appropriée car elle satisfait tous les goûts. Douce et sans surprise, elle souligne sans altérer.

La saison des asperges n'est à nulle autre pareille. Elle est de grande facilité. Il suffit d'aller les choisir une par une, de les éplucher avec doigté, de trancher seulement le dernier centimètre et de les faire cuire très lentement à la vapeur. En refroidissant, elles rendent leur dernière eau dans l'évaporation et l'écoulement.

J'avoue moins les goûter en accompagnement ou dans le mélange. Le velouté anéantit cette consistance unique et le mélange lui donne toujours un second rang qui n'honore guère sa subtilité.

J'écris *la saison des asperges* car les asperges se font vite oublier. Elles ne pèsent pas sur la mémoire, elles sont là ou ne sont pas là. Quand la saison en est finie, elles sont simplement exclues des possibles. Elles n'engendrent ni nostalgie ni regrets, seulement quelque impatience aux abords de leur retour.

Quand tout nous est accessible tout le temps grâce aux prodiges du transport, des serres, ou de la génétique, il nous reste *la saison des asperges* pour renforcer notre expérience du Temps.

Matières et mémoire

Nourrir, c'est encore et toujours créer de la mémoire, multiplier des souvenirs communs. Certains restent enfouis, comme ce biberon qui me revient souvent en conscience tandis qu'il reste seulement imprimé dans le corps de mon enfant.

Chaque femme m'a toujours remémoré ce que je lui avais servi quand je l'avais moi-même oublié.

Ce n'est pas du tout un hasard. Je nourris aussi pour ça, je choisis le plat pour ça, je veux avoir nourri une fois pour toutes, comme les stoïciens le disaient de l'événement.

Est-ce un ressort déterminant de mes pratiques obsessionnelles ? Fais-je ainsi pour qu'on se souvienne de moi à travers mon service et mon plat ? Veux-je survivre au-delà de ma mort dans la mémoire des autres ?

Je rêve que cette femme m'évoque feu cuisinier, plutôt qu'ex-amant, qu'elle ne sache plus manger une frite sans m'évoquer avec nostalgie, et que le souvenir d'une dégustation avec moi puisse seul la soulager d'une fadeur déplaisante.

J'espère que ces enfants se sauront toujours miens non seulement par leurs traits familiers mais aussi par le regret qu'ils auront de ne pas savoir répéter ma salade de tomates. Je veux que le mot de papa leur évoque des fumets, des cuissons, des brandades autant que des baisers.

Je mourrai, bien sûr, comme les autres. Je mourrai un jour mais nourrirai toujours.

Un coup de main

Je ne peux penser aux huîtres chaudes sans évoquer la figure d'une femme que je n'ai jamais revue. J'étais en Bretagne, à Arradon. Je passais une partie de mon après-midi à préparer pour des amis les huîtres chaudes au sauternes. Parmi eux, une femme excitait mon désir, peut-être malgré elle. Elle pouvait être une perspective, une possibilité, une probabilité, une virtualité.

Elle se comportait bien avec mes enfants. Aimait aussi que je la nourrisse.

J'en étais à cette étape où je collecte le jus des huîtres, cette eau de mer tiède qu'elles lâchent et que je récupère soigneusement dans une casserole dédiée. Je travaillais seul depuis près d'une heure à cette tâche. J'allais attaquer le moment subtil et rechercher l'instant décisif dans le mélange avec le sauternes, quand j'eus besoin de m'absenter un instant.

Deux minutes après, je reviens dans la cuisine et j'y trouve cette Cendrillon qui s'affaire devant l'évier. « Je mets un peu d'ordre », me lance-t-elle. D'un coup d'œil, je vois ma casserole nettoyée, renversée propre. Elle avait jeté mon jus de mer ! « J'ai cru que c'était une casserole sale, je suis désolée, je voulais te donner un coup de main. »

De quoi se mêlait-elle ?

Mon plat était fichu.

Je ne l'ai jamais revue.

Elle n'a jamais compris ma colère.

Nourrir une femme, pour voir

Comment connaître une femme sinon en la nourrissant ?

Souvent j'entends encore des hommes évoquer leurs épouses ou concubines comme d'excellentes cuisinières qui leur mijotent des *petits plats.* J'en éprouve une grande tristesse. Non que je veuille dénier à certaine femme la vertu, de plus en plus rare, de savoir cuisiner, mais la vision de l'homme qui met les pieds sous la table m'indispose. Sans doute cette remarque épidermique est-elle tout à fait injuste puisque j'attends une femme dans ce rôle. La signification est néanmoins différente. Nourrir n'est jamais pour moi une routine, c'est une consécration. Ce n'est pas la répétition d'une tradition, mais un acte toujours nouveau. S'y mêlent du plaisir, du pouvoir, et, j'ose le dire aussi, une part d'évaluation. Evaluation de ce que je fais mais aussi évaluation de celle qui mange, qui avale, ou qui déguste.

Les restaurants sont faits pour ça, objectera-t-on. Je ne le crois pas. Passer du temps ne se réduit jamais à dépenser de l'argent. Il existe une grande différence entre « sortir une femme », fût-ce dans un lieu étoilé, et, au contraire, la faire entrer dans mon univers.

Une femme qui vient dîner seule chez vous est déjà séduite, convaincue, prête à céder ? Peut-être, mais pas moi. Peut-être pas d'ailleurs. Et puis, je n'invite pas à dîner une femme chez moi comme ça, n'importe comment. Ce serait grossier. Non, il faut que nous nous connaissions déjà bien, que nous ayons des goûts communs, que la nourriture ait déjà été l'objet de nos échanges, qu'un objet justifie cette intimité. En fait, comme je suis incapable de « draguer », comme on dit, j'agis plus par nécessité que par vertu. Il me faut toujours du temps, de l'investissement, une multiplicité de rencontres préalables. Enfin, un jour, j'ose : je vous invite à dîner chez moi, n'ayez pas peur, je n'ai jamais violé personne, nous pourrons parler tranquillement de..., j'aime cuisiner, etc. – j'en suis alors toujours au voussoiement et je dis *cuisiner* car je n'ose encore dire *nourrir*, qui me paraît trop fort. Et, quand je suis encore plus timide que d'habitude, j'ajoute que mes enfants seront là, que je les garde, qu'il vaut mieux venir à neuf heures du soir quand je les aurai nourris eux-mêmes et couchés, que nous dînerons simplement dans la cuisine.

Il ne se passe d'ailleurs jamais rien après le dîner car j'ai horreur de laisser une impression de guet-apens, même si je sens une évidente disponibilité.

C'est une chose très douce d'attendre une femme que je vais nourrir. La première fois, c'est également une douce question. Elle ne sait pas que c'est une épreuve décisive. Et moi, j'y pense longtemps à l'avance, je banalise mon après-midi, je fais les courses, cuisine, mets le couvert, attends la sonnerie, offre un apéritif, et propose de passer à table dans la cuisine si je l'ai promis, dans la salle à manger si je n'ai rien dit. Si c'est dans la cuisine, tout sera déjà prêt car je ne supporte pas qu'on me voie à l'œuvre. Si c'est dans la salle à manger, je garde une marge de liberté et de préparation au dernier moment.

Les quelques dîners que j'ai ainsi vécus restent de grands moments, soit que j'aie appris, juste avant l'erreur, qu'il fallait m'abstenir, soit que j'aie obtenu une belle confirmation. Nourrir a certainement ses sortilèges car je n'ai jamais été repoussé quand j'avais évalué de la sorte et la femme et nos attractions communes.

Le premier repas est une découverte mutuelle, un étonnement sacré. Il est comme l'amour, à deux on y progresse toujours.

Passage à la ligne

Une rupture, pour moi, c'est toujours cesser de nourrir. Chaque femme qui a vécu auprès de moi a grossi tout en me le reprochant avec douceur. La rupture les a toujours rendues plus belles, kilos perdus et ligne retrouvée. Bizarrement, après quelques mois de séparation, je revoyais cette femme telle que je l'avais connue et ne pouvais m'empêcher d'en éprouver un certain désir. Tout cela est bien contradictoire. J'aime une femme donc je l'engrosse (!). En même temps, je ne tiens nullement à la faire épaissir mais sans doute m'aime-t-elle assez pour m'accompagner dans ma nourriture au péril de ses formes. Il reste que, dans les douleurs d'une rupture, lui revient la beauté du passé et lui sont prodigués des compliments dont elle n'avait plus l'habitude, ce qui, somme toute, met du baume et corrige bien des désagréments.

Mais, têtu, je recommence à chaque fois...

Proposition : L'agneau en rondin sous un lit d'oignons caramélisés

Que ce soit en face à face ou avec des amis, j'aime ces moments étonnants où la discussion sur la mondialisation s'arrête net, quand l'un des convives s'interroge ou quand, rompant le sérieux débat, je pose la question inopinée : « A votre avis, que mangez-vous ? »

L'assiette est alors occupée par une sorte de coupole irrégulière : sa couleur ambrée et la mollesse superficielle de l'ensemble évoquent rapidement une couverture d'oignons dorés. La vue suggère qu'elle dissimule une viande plus consistante, ce que révèle le premier coup de fourchette. Se découvre alors la viande presque cylindrique, à peine aplatie. Le couteau la pénètre sans effort, à tel point qu'on regrette presque de n'avoir pas utilisé la fourchette. La chair est rose. L'ensemble paraît sucré. Dans la bouche, les saveurs fusionnent : un léger goût de caramel, le souvenir d'une aigreur disparue, le parfum d'une chair sans la rondeur du sang.

Je pose donc la question : « A votre avis que mangez-vous ? » Une question qui ne se pose pas, mais que je formule sans vergogne. Je fais la cuisine et j'aime qu'on y prête attention. La plupart du temps, mes amis préfèrent se taire : nous sommes en France, l'incompétence gastronomique se paye au prix fort. *Pourquoi demande-t-il cela ? Il doit y avoir un piège.*

Quelquefois un invité devine, approuvé par tous les autres. On me questionne alors sur cette dissimulation qui n'en est pas une.

J'achète plusieurs carrés d'agneaux très jeunes. Uniquement des côtes premières non dégraissées. Il faut toujours batailler avec le boucher qui irait bien jusqu'à la cinquième, voire la sixième côte. Chez moi, à l'aide d'un couteau pointu et acéré, je détache délicatement la viande des os incurvés et de la gangue blanche qui l'enveloppe jusqu'à l'os. J'extrais ainsi de chaque carré d'agneau un rondin que je cuirai en l'état. Il est alors enveloppé d'une peau très fine qu'il ne faut pas lacérer : elle conserve le suc subtil pour éviter d'assécher la viande. Les rondins reposent sur une planche de bois, je les poivre légèrement. J'épluche des oignons de Roscoff, ces splendides oignons roses que les Johnnies allaient vendre en Angleterre en quittant leurs familles finistériennes pendant plusieurs semaines. Je les fais rissoler dans du beurre en les arrosant immédiatement de thym frais découpé aux ciseaux. Pas de sel du tout. Je les remue sans cesse en les saupoudrant régulièrement de sucre. Quelques minutes et les oignons ont ramolli, ils dorent sans être assez désagrégés pour finir en soupe. Alors, à cet instant que je suis le seul à déterminer, je jette les rondins d'agneau dans le plat, je les entoure d'oignons, couvre d'un couvercle hermétique et ferme le gaz – peut-on faire la cuisine autrement qu'au gaz ? L'agneau va macérer, se réchauffer, s'imprégner. Le thym et le sucre vont conspirer ensemble pour le parfumer. Au moment de servir, je donne un coup de gaz pour que la gangue d'oignons soit assez chaude sans pour autant trop cuire la viande.

Un jour que je servais ce plat à Martine, bonne mangeuse et joyeuse convive devant l'Eternel, j'éprouvai quelque difficulté à contredire son désir : avoir un peu de sel.

« Non, Martine, tu ne peux pas faire ça. C'est un plat sans sel. J'admets qu'on puisse aimer plus salé ou moins poivré, mais pas ce plat, ce serait un contresens. »

Elle me fit assez confiance pour renoncer. Ce qui nous permit d'avoir d'autres expériences gastronomiques.

Hors-saison

J'ai commis des erreurs en nourrissant. Mais je prends aujourd'hui la mesure de celles que j'ai évitées en nourrissant. Avant même que je ne songe à nourrir, je me suis marié, très jeune, trop jeune. Je ne regrette rien car trois enfants merveilleuses sont nées de cette union, et la séparation d'avec leur mère, en dépit des drames instantanés et des conflits inévitables, ne m'a pas empêché, avec le temps, de toujours lui conserver estime et affection.

Mais j'avais mal commencé et m'étais très mal conduit. J'avais connu Dominique en khâgne au lycée Faidherbe à Lille. Je n'ai pas eu d'adolescence, j'ai toujours travaillé sans prétendre appartenir à cette race de génie qui intègre Normale sup sans besogner. Profondément provincial, foncièrement marqué par les jésuites qui m'ont fait tel que je suis, je suis allé passer les oraux de la rue d'Ulm dans cette angoisse propre à un garçon de vingt ans qui met pour la deuxième fois de sa vie les pieds à Paris, alors que les khâgneux de Henri-IV ou de Louis-le-Grand sont chez eux dans cette grande école dont ils connaissent à la fois l'architecture, le quartier et les élèves. J'intègre donc cette belle école et me marie l'année suivante avec une femme dont les yeux verts splendides m'avaient séduit. Nous nous marions à Douai, dans l'église du Pont d'Esquerchin, puis guinchons avec les amis et la famille au Cèdre Bleu à Hénin-Liétard, devenu depuis Hénin-Beaumont.

La nuit de noces, dans le meilleur hôtel d'Arras, fut approximative, nous n'avions jamais fait l'amour ni l'un ni l'autre, ni l'un avec l'autre. J'avais tout prévu pour le voyage de noces, en cette fin de mois d'août. J'avais retenu au Moulin du Duc, à Moëlan-sur-Mer, près des rives du Belon, célèbre pour ses huîtres plates. J'avais seulement négligé un détail : Dominique détestait les huîtres...

Sans doute ai-je retenu de cette expérience malheureuse qu'il valait mieux nourrir une femme avant de l'aimer. Le souvenir de mon indélicatesse hors-saison me conforte dans l'idée que je me suis amélioré avec l'âge... Mais je ne me mis à nourrir que quelques mois plus tard, quand naquit notre première fille, Marie. Je dois certainement à mon aînée ce doux plaisir obsessionnel. C'est ainsi que j'eus droit, quelques années plus tard, à cette interjection déjà évoquée : « Tu m'as chassée même de la cuisine!... » Aussi puis-je penser, quand je me retourne vers ma vie passée, que j'ai acquis moi-même ce caractère obsessionnel, sans aucun lien avec mon enfance, dans le mouvement même de la paternité, à travers une contradiction conjugale, avec l'élan de l'homme naïf et béotien qui découvre tout à coup l'usage qu'il fera de son temps, de ses mains et de ses plus tendres pensées.

Je ne suis pas certain que l'on fasse des enfants. Mais je suis certain que les enfants nous font.

La faute à Loulou

J'ai un regret. Ce n'est pas un regret éternel. Je n'ai jamais cuisiné le sar ténébreux.

Quand je critiquais les livres de cuisine des grands cuisiniers pour leur mensonge irréversible, je ne disais pas assez ma reconnaissance pour quelques-uns d'entre eux qui m'ont insufflé des idées et suggéré des associations. A leur inégalable tour de main s'ajoute leur capacité à choisir des produits presque impossibles à dénicher. Je ne goûte chez eux que ce que je ne sais pas travailler comme eux.

Ainsi ai-je le regret de n'avoir jamais cuisiné un sar pour deux, de n'avoir jamais fait découvrir cette saveur invraisemblable. Les frères Campo en sont la cause. Jamais je n'ai rencontré si belle mise en valeur de la nourriture maritime que chez eux, à Cagnes-sur-Mer, à La Réserve, chez Loulou. Point de lourde sauce à l'oseille, jamais de quoi masquer la mer ou cacher l'iode subtil. Ils m'ont servi un jour leur sar ténébreux, avec un simple filet d'huile d'olive. Sa fermeté est incomparable. Ce moment égala la galette de foies blonds d'Alain Chapel dont le plaisir m'avait semblé inaccessible, comme la complexité de sa préparation, pour mes talents trop empiriques et amateurs. Le moment du sar fut inoubliable. Il était aussi ténébreux que l'histoire vécue avec celle qui le dégusta avec moi. Mais il est sans doute notre plus grand souvenir commun. J'exagère sans doute, il est *mon* plus grand souvenir avec elle qui m'invitait pour mon anniversaire. Il est capable de me faire oublier les pires moments.

Je n'ai jamais retrouvé un tel sar, ferme, ténébreux et brillant à la fois. Je l'ai cherché, j'y ai pensé, avec la prétention du désir. J'en rêve parfois comme d'un grand témoignage que je ne parviens pas à donner.

C'est la faute à Loulou.

Haines

J'en voudrai toujours à cette femme. Très banalement pour l'avoir trop aimée. Je ne puis même plus la nommer quoique je veuille qu'elle se reconnaisse en lisant ce texte. Je la nommerai Romula, pour la nommer n'importe comment.

Je peux nourrir à distance une femme que j'aime : faire ses courses, par exemple, quand je la sais débordée, déposer chez elle un bar de ligne ou un morceau de blonde d'Aquitaine. Sans cuisiner, j'ai le sentiment de lui offrir quelque chose qui s'assimilera au corps que j'aime caresser, regarder ou aimer.

Je peux même faire davantage et nourrir à grande distance. Ce fut le cas de Romula. Elle avait décidé de partir avec ses deux fils à Megève. Je lui fis expédier pour Noël une cinquantaine d'huîtres plates de Belon, de splendides double zéro. J'avais suivi de près leur préparation, leur origine, leur expédition, leur acheminement. Tout avait bien fonctionné. A ceci près qu'entre le départ de la bourriche et son arrivée dans la montagne, Romula avait été prise d'un fantasme de jalousie extravagant. Certes, je l'en savais capable et coutumière. Mais elle semblait alors dans de meilleures dispositions : j'y croyais à chaque fois. Là, tout à coup, juste avant que les huîtres ne parvinssent à destination, elle s'imagina que *je sautais une pouffiasse*, comme elle disait avec l'élégance de celles qui vous bassinent sans arrêt avec leur « bonne éducation ».

Elle me laissa un message sur ma boîte vocale pour me dire son dégoût et toute la perversité qu'elle percevait dans ce cadeau. Elle m'annonça donc avec fierté avoir jeté les huîtres en me maudissant : *si elle les avait mangées*, elle les aurait *dégueulées*, ce qu'elle aurait fait *volontiers sur ta gueule si tu avais été là* !

Je ne lui pardonnerai jamais ce geste. J'avais oublié maintes crises, débordements, excès de langage, mensonges, insultes, et toutes manières de traîner dans la fange nos meilleurs moments. Mais cet acte malveillant l'a définitivement tuée. Je n'ai plus jamais réussi à la désirer, ni à la toucher. Elle savait qu'elle me ferait mal, elle avait réussi.

Pourtant, je recommencerai avec d'autres. Je leur dirai mon amour avec ce qu'elles aiment. Aucune harpie ne m'arrêtera dans mon élan.

Romula, je t'en veux d'avoir associé de la haine à de magnifiques belons double zéro... Il y a des choses qui ne se font pas.

Il y a des choses qui ne se font pas

Quelles que fussent les haines, les insultes ou les tensions, je ne suis jamais parvenu à *mal nourrir*. Nourrir ne peut jamais être l'instrument d'une vengeance. Ou alors, il faut aller jusqu'à l'empoisonnement. L'idée ne m'a encore jamais traversé l'esprit mais, si c'était le cas, je ne voudrais pas qu'on conservât de moi le souvenir d'une cuisine médiocre et je dissimulerais mon venin mortifère dans une préparation de belle qualité.

La vengeance ne peut être un plat qui se mange froid ou chaud. J'aurais le dégoût d'un tel sacrilège, je ne saurais dépenser un temps blasphématoire. Je ne saurais associer l'idée de nourrir à l'idée de faire mal, c'est-à-dire de faire du mal et de mal faire. Tout au plus ai-je raté un plat, laissé traîner une poêle trop longtemps sur le feu, mal équilibré les épices. De quoi rendre confus, jamais satisfait.

Il m'est arrivé, au sortir d'une liaison difficile et mouvementée, de ne plus garder que ce fil ténu : mettre dans une boîte aux lettres du turbot ou des soles, approvisionner, en somme, et en douce. D'autres, tels des mafieux, enverraient des fleurs.

J'ai déjà perdu le désir de nourrir, mais n'ai pas été un seul instant traversé par la tentation de mal nourrir. Dans les tensions passionnelles, j'ai tout entendu, je crois. J'ai entendu de merveilleux moments amoureux roulés dans la fange, insultés le plus vivement, être l'objet d'horribles dégoûts rétrospectifs. Mais restent toujours, sauvegardées dans un sanctuaire de la mémoire, des dégustations communes qui n'ont pas été profanées. Souvenirs intacts d'un visage ravi ou d'une caresse sur le bras après un verre d'yquem.

Sauve qui peut.

Des visages et des vins

L'œuvre de Brillat-Savarin est discréditée aux yeux de Baudelaire pour avoir négligé complètement le vin dans la *Physiologie du goût.* C'était effectivement une très grande faute.

Je suis incapable de désirer une femme qui ne boit rien. Qu'elle en fasse une affaire de principe, de ligne ou de goût, peu importe. Ce n'est pas l'intention qui compte mais le résultat.

Quant au vin, je n'ai pas du tout la même attitude si je le sers à des amis lors d'un dîner, ou à une femme, face à face.

J'écris *face à face* et non pas *côte à côte*, car je n'aime pas nourrir une femme dans une trop grande proximité physique. Encore que cela dépende de l'état précis de nos relations. Dans les phases d'incertitude, quand le désir s'ébauche, quand la tentation s'accroît, quand l'ambiguïté circule derrière chaque mot et chaque geste, le face-à-face est une obligation : d'une part, il permet une concentration sur la nourriture ; d'autre part, je peux observer avec minutie cette femme qui m'intrigue ou me hante. Elle, elle n'est ainsi guère gênée que je m'impose auprès d'elle, à l'affût du moindre geste, d'un morceau de son corps, tout à la pensée d'un mouvement qu'elle pourrait émettre elle-même. Moi, je peux la regarder bouger, avaler, saisir sa fourchette, découper un morceau, déguster un vin. Et puis, en me posant de l'autre côté de la table, je manifeste une distance qui peut la détendre car elle a déjà accepté mon invitation seul à seule et pourrait penser que je crois l'issue acquise. Elle prend cet éloignement comme une marque de correction, levant le souci de toute menace imminente.

L'intérêt de nourrir une femme *pour voir*, quand mon désir ne sait pas très bien lui-même où il en est – et que moi-même je ne sais pas très bien où j'en suis – réside dans l'étrangeté : les codes sont inconnus, la situation est plutôt rare, elle ne comprend pas très bien à quoi elle doit s'attendre. Les gestes ne sont pas coutumiers. Face à face, les vérités se dévoilent sans être arrachées. Nous parlons, nous regardons, moi nourrissant, elle nourrie. Nature naturante et nature naturée, comme dirait le philosophe opticien.

Et le vin est alors un moment très particulier.

Le vin, l'exception

Je me suis laissé aller à propos du vin, ce n'est pas fortuit. Mais dans l'écriture même, j'ai réalisé à quel point le profil se prête mal à la dégustation commune. Il faut garder le côte à côte pour plus tard, quand les corps ne peuvent plus éviter de se toucher, quand ils en ont un besoin tel que seuls leurs contacts peuvent nous détendre assez pour que le goût lui-même soit libéré de tout souci et qu'il exulte en paix...

J'y reviens donc : le choix du vin est très différent selon les conditions du dîner. Quand nous sommes plusieurs, je veille à ce qu'on nomme d'ordinaire *l'accord des vins et des mets.* Je le fais moins pour moi que pour les autres. Ils ont souvent leurs préjugés sur lesdits accords et je sais qu'il faut les mettre en pays de connaissance, là où ils ont des repères pour évaluer une qualité particulière. Par exemple, corton, pommard, pauillac, les bordeaux en général.

Tel n'est pas le cas, face à une femme, dans l'incertitude subtile dont nous jouissons tous les deux. Ma première volonté est de lui offrir un vin qu'elle ne connaît pas. La dernière est qu'il lui reste en mémoire à jamais et que mon nom lui revienne malgré elle, à toute évocation ou dégustation de ce vin d'exception.

Comment savoir l'exception?

Ce n'est pas très difficile car le face-à-face dans lequel je nourris vient avec le temps. J'ai donc toujours les informations suffisantes, après un premier déjeuner au restaurant par exemple. Je ne manque jamais de consulter la carte des vins face à elle et de tester quelques noms, d'écouter le savoir ou l'ignorance, d'entendre un désir ou une velléité.

Comme toujours quand il s'agit de nourrir, il n'est pas de recette transmissible, pas de vin définitif ou conquérant. Ce serait trop triste. Mais je ne servirais jamais un mouton-rothschild ou un château-margaux. Cela équivaudrait à donner du caviar. Du fric et rien d'autre.

Je me souviens pourtant d'un château-yquem qui fut décisif, mais je savais son désir, l'imaginaire qu'elle avait construit autour de ce nom mythique, faute d'en avoir jamais dégusté. Je l'attendis avec la belle bouteille en laquelle elle reconnut une attention affectueuse. Le soir même elle ne fit qu'un geste, elle me caressa doucement le bras, mais ce geste dura plusieurs années.

Egoïstement ou par vanité, j'aime offrir un vin dont je sais parler, soit que je le connaisse particulièrement, soit que j'en connaisse bien le terroir et le propriétaire, soit qu'il exige lui-même un commentaire, soit que l'étonnement prévisible de cette femme amène des questions attendues...

Le condrieu et le côte-rôtie se prêtent particulièrement à ces circonstances. J'en connais presque toutes les parcelles. Et je rêve que, lorsque mon affection, mon désir ou mon amour se seront réalisés, nous irons ensemble parcourir les pentes escarpées qui surplombent le Rhône pour découvrir la syrah et le viognier. Il m'est arrivé d'aboutir à cet engagement commun à la fin du repas. Si cette femme est *normalement* mariée, l'étape est décisive... Je sais qu'elle se débrouillera.

Le vin, face à face

Dans ce face-à-face, je me soucie donc très peu des accords. Seuls importent les désaccords évidents, c'est-à-dire des vins trop forts ou trop sucrés au regard de la préparation qui les accompagne. Mais les nécessités du rouge ou du blanc sont au mieux des habitudes entretenues, au pire des fictions abstraites. Sur le homard au lard paysan, par exemple, un côte-rôtie convient parfaitement pour redoubler l'étonnement. Le blanc, loin d'être une nécessité, relève plutôt de la contre-indication.

Face à face, je la vois découvrir le vin, lire l'étiquette ou la négliger, remuer le verre, le humer ou l'avaler sans propédeutique. Je perçois s'il touche l'esprit ou ne fait qu'effleurer le corps. Elle y simule moins bien que dans l'orgasme. Cette remarque est inexacte : disons que l'artifice se manifeste plus nettement.

Quelquefois, alors que je suis excédé par quelque détail, comme un retard – je hais les femmes en retard, autant que les hommes ! –, ou une réflexion déplacée – pourquoi d'ailleurs dit-on toujours *réflexion* quand il s'agit de son contraire ? –, ou un geste vulgaire, il m'arrive de tendre méchamment des pièges. Je me mets alors à parler d'un parfum de fruits des bois quand il s'agit de poire mûre, d'un vin tannique lorsqu'il est tout en rondeur, et j'attends une objection, une contestation, enfin j'attends quelqu'un qui existe, sente et goûte. Quand c'est le cas, quand elle conteste mon appréciation, je sens mon désir s'accroître, plus fort d'avoir été mis en danger.

J'ai souvent eu peur qu'un repas soit difficile à terminer, que trop de fausses notes ou de propos benêts me fassent regretter en pleine cuisine le temps que je perdais. Cela ne m'est jamais arrivé. Sans doute prends-je assez de temps dans les préliminaires pour éviter telle déroute. En revanche, j'ai connu de cruelles désillusions : en surestimant le plaisir pris à nourrir une femme, je n'ai parfois pas du tout perçu des incompatibilités d'humeur flagrantes. Nourrir me rend trop indulgent ou, mieux, trop naïf. Comme les femmes sont très peu habituées à être nourries, elles vivent ce moment dans une sorte d'extase qui, je le crois, les rend bien meilleures qu'elles ne sont.

Je n'ai, par exemple, jamais su critiquer une femme pour son ignorance du vin, alors que je peux la blâmer de son inattention ou, pire, de son indifférence. En fait, tout ne se joue pas dans le moment même. Quelques semaines après, il reste la mémoire ou il ne reste rien.

Barthes disait faussement que la femme, dotée d'une sorte de *corps glorieux*, ne se concevait pas à table, mangeant, jouissant de nourriture. Il n'a certainement jamais regardé une femme boire du vin : le geste, la parole, la moue, le jeu des lèvres, les vibrations des joues, le hochement de tête, la manière de tenir un moment le verre en l'air et de le reposer sur la table, la façon de refuser ou d'accepter un deuxième verre, tout concourt à la connaissance et au plaisir.

Je me souviens d'une femme illuminée par un verre de condrieu : elle m'avoua ne rien connaître de ce vin, ignorer le viognier, mais éprouver des sensations surprenantes. Sa satisfaction, visible par tout le corps, m'était déjà une reconnaissance, comme une annonciation. Ce peut être un simple verre de maury, un fabuleux montrachet, un clos-de-tart confidentiel...

Désirer, c'est vouloir donner des sensations nouvelles : nourriture et vin s'y prêtent à l'envi. Mon premier symptôme de jalousie passe par là. Je déteste qu'une femme désirée ou aimée me conte ces sensations partagées avec un autre, fût-ce au restaurant. Dans l'instant, je n'aime plus ce restaurant et je discrédite le vin dont elle me vante les parfums. Avec une mauvaise foi non pas désarmante, mais tout à fait armée.

A propos du maury : j'en avais goûté car les accros du chocolat en font l'éloge pour accompagner leur accoutumance, mais n'en avais jamais acheté. Un soir, au Salon du chocolat, sur le stand du Mas Amiel, un homme me fit déguster plusieurs crus de cette appellation Maury. Je le fais parler un peu, il se présente comme le propriétaire et me raconte son itinéraire ; il avait quitté un poste de directeur chez Picard Surgelés pour racheter le Mas Amiel. J'entendis le récit d'une rédemption et fus tellement convaincu que ce fils prodigue méritait louange, respect et récompense que je passai immédiatement une commande.

Nourrir une femme que j'aime

Les tensions du désir, l'incertitude de l'issue, les questionnements réciproques perturbent mon activité. Ils ont leur intérêt et leur excitation propres, mais j'ai la sensation que quelque chose se perd de la concentration nécessaire sur l'acte de nourrir lui-même. La concentration est là, mais parfois dérivée, détournée de l'objet même du dîner. Nous parlons vin, nourriture, légumes, blonde d'Aquitaine mais tout est scruté sans la détente nécessaire au pur plaisir.

Nourrir une femme que j'aime, c'est d'abord m'asseoir à côté d'elle pour que le corps jouisse par tous les pores de la présence, du toucher, du goût, de l'ouïe... C'est savoir déjà ce qu'elle aime et qu'elle aimera, le doux-amer, le sucré-salé, le gibier mariné, ou la *note sucrée*... Aussi puis-je parfois me répéter parce qu'elle me l'a fait comprendre. Ce sont les moments les plus doux et, quoique je ne quitte la table qu'à regret en me mettant à distance de son corps, je sais qu'elle assortira son contentement instantané de gestes tendres. Nourrir engendre ces mouvements comme être nourrie. De ces mouvements sans excès, sans mélange des genres. Je ne m'imagine pas une seconde la femme que j'aime me tendre son sein en plein dîner, quelque désir que nous en ayons l'un et l'autre, ou vouloir faire un *break érotique* entre deux plats, comme l'a demandé un jour une impertinente alors même qu'une sauce minutée frémissait sur mes fourneaux.

Avec l'amour, les plaisirs s'additionnent sans jamais se soustraire, à tel point que l'absence d'un plaisir attendu s'abîme dans la soustraction de jouissances naturellement déjà là.

Leur accumulation ne connaît pas de limites à condition que la conscience du temps et du moment ne se perde jamais dans une confusion vulgaire.

J'avoue avoir toujours honni ces vils échanges de bouche à bouche dans lesquels la nourriture est transférée de l'un à l'autre. On ne baise pas la bouche pleine.

En revanche, rien ne me semble plus agréable que de nourrir la femme que j'aime après l'avoir aimée. On reproche souvent aux mâles l'endormissement ou l'indifférence après l'éjaculation. La restauration des forces vitales, la continuation douce d'un plaisir commun, la résonance de sensations partagées me semblent accomplir pleinement l'amour. *Passons à la même chose.* Peut-être sourd-il, sous cette volonté de nourrir *après*, la pulsion, quelque chose de l'impuissance masculine au regard des capacités illimitées de la femme. « Le mâle n'est mâle qu'en quelques instants » (Rousseau).

Nourrir après l'amour, c'est également jouir ensemble d'une altérité retrouvée : nos corps viennent de vivre exaltation, exultation, synovies en tous sens, et, tout à coup, dans ce que j'offre, dans le service même, ils reprennent une distance dans laquelle le plaisir s'approfondit.

Nourrir la femme que j'aime, c'est pour moi, dans le meilleur des cas, quitter le lit commun, la laisser reposer un peu, se remettre comme elle veut, et filer dans la cuisine préparer des plaisirs qui seront intercalés entre d'autres.

Parjures

Puisque je nourris, j'ai fait cent promesses non tenues, de ces engagements qu'on vous fait prendre quand vous n'en avez aucune envie, mais que vous prenez quand même pour avoir la paix sur le moment. Jamais un enfant, un gendre ou un étudiant ne vous poussent à cette extrémité.

Une relation amoureuse connaît toujours cette tentation. On me demande de jurer que *c'est la première fois*, que *c'est la dernière fois*, que *jamais pour une autre*, etc. J'ai mis trop de temps à comprendre que cette exigence est rédhibitoire, qu'elle constitue en elle-même un critère incontestable de mise à distance, qu'elle est grosse de mille difficultés à venir.

Ainsi ai-je promis sans vergogne, assurant que cette théière japonaise en fonte serait sa théière à elle seule et que personne ne pourrait jamais y boire de lapsang souchong; jurant que jamais je n'avais servi d'yquem en tête à tête, faisant le serment que cette blonde d'Aquitaine au poivre doux lui serait désormais consacrée, etc. Pour le passé, je mentais forcément. Pour le futur, je savais déjà l'inanité d'une telle inhibition. Allez d'ailleurs expliquer à une femme que vous pouvez nourrir en tête à tête, face à face, une autre femme sans immédiatement coucher avec elle ! Autant nier pour elle que deux et deux font quatre. Ou, comme le dit un jour la meilleure d'entre elles : « C'est encore pire si tu ne le fais pas... »

Qu'on ne voie nul mépris dans ces remarques mais plutôt une double contrition : d'avoir menti effrontément quand j'aurais dû être plus clair et de n'avoir pas compris le sens de cette inquiétante exigence.

J'eus un jour une déconvenue avec Jane. Comme je la revoyais en pleine liaison épisodique, elle me rappela mon engagement de ne jamais refaire à quiconque ce que je lui avais servi lors de notre premier dîner. J'eus un trou de mémoire et me sortis d'embarras en plaisantant, *je suis certain que tu ne te souviens même pas de quoi je t'ai nourrie ce soir-là.* Elle se rebiffa et objecta avec précision : *Comment ! Je me souviens très bien ! Un rondin d'agneau avec des oignons et des petites carottes sucrés.* Cette réflexion me rasséréna sur tous mes manquements antérieurs :

je savais que, de ma vie, je n'avais jamais ajouté de carottes à ce plat qui repose entièrement sur l'osmose entre le rondin d'agneau et les oignons caramélisés. Elle confondait donc avec les carottes de quelqu'un d'autre. Je le lui fis remarquer. Elle se défendit de toute erreur, *il y avait bien des carottes, succulentes d'ailleurs.*

Eh bien ! lui dis-je, *je te jure que jamais je n'ai fait de rondin d'agneau avec des oignons et des carottes sucrés à quelqu'un d'autre...*

Sur ce mot aimable et satisfaisant, en contemplant son visage apaisé, je sus que ce serait bientôt fini entre nous.

Parler du vin

Jamais je n'ai vécu avec une femme qui m'ait dit un mot ni donné un conseil sur le vin que nous allions servir pour recevoir. Quelques bribes seulement, dans le style *s'il te plaît pas trop de mélanges, tu sais ils n'y connaissent rien, fais ce que tu veux, je ne prendrai que du rouge*...Pour la forme, j'ai toujours sinon demandé un avis, du moins informé de la nourriture du soir.

Comme pour la nourriture, je ne peux m'empêcher de faire quelques commentaires sur les vins que je sers. J'ai toujours admiré le silence d'Alexandre de Lur Saluces quand il vous offre un yquem 1955. Il déguste et laisse déguster. Sans un mot. Il ne parle que si des questions le lui imposent. Un soleil qui s'épanouit dans les bouches. *Son vin se passe de commentaires*, comme on dit.

Même dans les dîners de notre association normande, je ne peux éviter un mot pour présenter la syrah de Chèze. Même dans nos stages étudiants, je ne reste pas silencieux pour indiquer un simple terrefort-lescalle, d'appellation Bordeaux contrôlée. Je tiens toujours à susciter l'attention car elle est aux marches du goût.

Le fait que je nourrisse moi-même quand nous recevons produit naturellement cette attention. Quand un cuisinier prépare et qu'un employé sert, la concentration est différente. Je commence dès que les invités arrivent : je les prie de m'excuser car je suis en bras de chemise, puis je me lève de table pour préparer le plat suivant et mon activisme manque volontairement de discrétion. Quand j'apporte l'entrée ou le plat principal, les conversations sont détournées par quelques exclamations ou compliments. Il en est de même pour le vin. En servant, je précise : « Voulez-vous du pauillac ? Prendrez-vous du musigny ? Encore un peu de montrose ? »

On me pardonne cette passion pour le vin dès lors qu'on en profite. Et j'aime dans le vin ce sentiment d'ignorance qui s'approfondit avec le progrès même de la connaissance. J'aime aussi le caractère intellectuel du vin. L'amateur ne peut jamais demeurer dans un empirisme subjectiviste. On ne peut évaluer un vin qu'en fonction de l'attente qu'il induit à l'énoncé même de son nom. Le premier abord et la naïveté du béotien peuvent produire quelques sensations superficielles de plaisir ou de déplaisir. Mais goûter un pinot gris d'Ostertag ou un côte-rôtie de Gerin sans même savoir de quoi il s'agit revient à regarder une fresque de Masaccio en ne sachant rien ni des textes sacrés, ni de la peinture du Trecento. Pour le vin, l'entendement dispose de catégories qui identifient les ingrédients coutumiers d'un cru et les recherche dans la dégustation.

Les retrouvailles accroissent le plaisir en orientant l'évaluation. Aussi ai-je toujours refusé les dégustations à l'aveugle, surtout quand de grands crus sont annoncés.

DIGESTIONS

Allonsanfan

Je plaide publiquement pour le multi ou l'interculturel dans l'entreprise, les beaux-arts ou l'université, je souhaite que les sans-papiers ne soient pas des sans-gamelle, je recommande tous les métissages, n'ai aucun préjugé contre les mariages mixtes, mais je dois l'avouer à une époque où cela ne se fait plus : je nourris français. Je nourris français comme je parle et je parle comme je nourris, à une différence près : ma difficulté à pratiquer d'autres langues étrangères que le latin et le grec classiques relève moins d'une décision que ma volonté de nourrir dans la tradition de mon pays.

Je pourrais évoquer un souci de transmission, une préparation de l'avenir, une adaptation à l'environnement. Non, dans la nourriture, je suis patriote, voire nationaliste, opposé à l'intégration européenne et, pis, à la mondialisation. Certes, je mange italien en Italie et marocain au Maroc, sans aucun déplaisir, mais je n'y nourris pas. Ma curiosité culturelle reste intellectuelle sans jamais s'immiscer dans ma cuisine.

Observer

Nourrir, c'est peut-être d'abord *faire observer*. Notre système d'Education nationale a discrédité, depuis longtemps, l'observation au bénéfice de démarches intellectuelles qui concentrent la noblesse de toute connaissance.

Les enfants ne sont pas les seuls concernés par cet effet de la nourriture même si je n'ai pas la mission de convertir tout un chacun aux mérites de l'observation. Dans un monde où la banalisation et la standardisation concourent à consacrer l'homogène, l'acte de nourrir m'a toujours semblé la promotion des différences.

Je le ressens fortement dans les achats et dans la distinction des ingrédients : nous mangeons du vivant et la vie est différence. Une orange n'est jamais ni tout à fait la même ni tout à fait une autre. Et que dire des pommes de terre dont les variétés ont chacune leur usage ! Nourrir, c'est indiquer à l'autre ce qu'il mange. Je ne sais pas me passer des commentaires. Nourrir est une instruction, comme on le dit dans l'armée. Il faut faire ses classes.

Dès leur plus jeune âge, j'ai expliqué à mes enfants le grenadin de veau, le camembert au lait cru ou l'identité du turbot. Si je nourris, je ne donne pas du poisson, de la viande : toutes ces appellations génériques rendent ignares et font dire à certains « Je n'aime pas le poisson » ou « Je n'aime pas la viande »... phrases insensées quand le veau sous la mère est à cent lieues d'un agneau du Limousin, ou quand le thon sanglant ne croise le merlan dans aucune saveur. Nourrir, c'est être naturaliste, comme l'était Jean Rostand ou comme l'est aujourd'hui Jacques Testart. Ils distinguent un troglodyte d'un ortolan, à la vue, au son et au nid.

Nos sensations s'appauvrissent, leur spectre diminue. Seules les modes érotiques semblent encore tenir à des multiplications de jouissances.

L'érotisme est le dernier lieu de la différenciation. On comprend l'universalité de l'ambiguïté propre au verbe *consommer*.

Pour bien nourrir, il faut donc bien, je pense, acculer à l'observation et à la mémoire. « Souviens-toi, je t'ai nourri d'un onglet de blonde, d'une darne de saumon sauvage, ou de maras des bois. Tu n'as mangé ni viande bovine, ni saumon rose, ni fraises... »

Fêtes

L'acte de nourrir, à force d'être quotidien, itératif, toujours recommencé, pourrait être banalisé. Il est toujours singulier. Et même si l'expérience donne quelque facilité, elle n'imprègne jamais d'indifférence une activité si chère. Si bonne et si chère.

Il n'en reste pas moins des moments d'exception : nourrir ne met pas en jeu les mêmes forces ni les mêmes énergies pour des finalités ou des occasions différentes. Le plaisir quotidien ne contredit pas les moments de fête.

La fête est d'abord dans l'attente des autres. C'est un anniversaire, un réveillon, un mariage. Aujourd'hui ce sera différent, par la qualité, par le rituel, par la quantité souvent.

Sans apprécier trop ces périodes rythmées par des gueuletons forcés, j'y goûte le rituel annoncé. Oui, il y aura des huîtres, du foie gras ou du chapon...

Pas de surprise. La seule différence concerne la qualité des produits, en fait assez peu cuisinés.

Tout autre est le repas spécifique pour l'anniversaire d'une femme que j'aime ou pour des enfants. Le rituel est dans l'organisation elle-même, et non dans les compositions. Les personnes que j'aime attendent elles aussi car elles savent mes attentions : elles auront leur mets préféré. Sophie s'attend à du foie gras, Guillaume à du saumon fumé, Laure à un avocat aux crevettes fraîches, Marie à un risotto de homard, mes gendres à une blonde d'Aquitaine... Quand même l'éducation aurait aussi pour rôle d'éviter une palette de goûts trop étroite, il est des moments où l'innovation et l'improvisation cessent, *pour faire plaisir*.

Quand je nourris les personnes que j'aime, je pense à elles plusieurs jours à l'avance : en concevant le menu, en faisant les courses, en préparant ce qu'elles aiment. Peut-être n'ont-elles pas conscience de ce temps qui mesure mon affection, mais peu importe cette ignorance. Moi, je sais et je fais. Dans ces fêtes ou anniversaires, l'identité de l'autre est au cœur de l'activité et de la pensée. On nourrit toujours quelqu'un, une personne ou plusieurs, mais dans ces moments je ne jouis plus de cette liberté singulière qui permet de choisir, d'inventer, d'improviser. Cette contrainte est douce.

Nourrir est alors un acte de pure tendresse.

Me nourrir ?

Je ne me nourris pas. Tout au plus me fais-je quelquefois à manger. Pour survivre ou n'avoir pas l'estomac tenaillé par des soucis qui parasitent mon activité ou en prévision d'une dépense sportive. Je n'ai même jamais testé un plat en le préparant pour moi seul. On nourrit toujours l'autre, pour des raisons multiples, avouables ou inavouables. Je n'ai pas dépassé en solitaire le stade de l'œuf à la coque ou de la salade de tomates sommaire. J'aime pourtant être seul, cela m'est indispensable. Mais alors je mange en lisant un journal ou en regardant un match de rugby à la télévision.

Nourrir demande trop de temps pour que je n'aie pas l'impression de le perdre alors même que j'ai la possibilité d'écrire, de lire ou de jardiner. La parole est consubstantielle à l'acte de nourrir : le plaisir se partage dans les commentaires, les moues et les gestes. Il faut qu'un autre attende la fin du travail et s'installe pour recevoir. Ce dernier verbe exprime bien toute l'ambiguïté qui imbibe ma pratique, comme la signifie aussi le mot hôte. Pour recevoir, il faut qu'un autre reçoive. Je me fais donc à manger, puisque je ne peux me recevoir moi-même.

On ne m'a jamais nourri…

On ne m'a jamais nourri. Certes, j'ai été invité à dîner et suis resté sans rien faire. J'ai quelquefois été bien nourri. Je ne sais pas faire de faux compliments, je peux au mieux me taire, sagement, et rester poli. Je me suis souvent tu tout en restant affable.

On ne m'a jamais nourri. Je n'ai qu'à m'en prendre à moi-même. Enfin, je devrais le faire si je m'en plaignais. Je ne me plains pas.

Enfin, si, je regrette un peu et rédige cette conclusion comme s'il s'agissait d'un appel. Je me souviens de cette période durant laquelle je vivais seul, entre deux mariages, personne ne m'a jamais apporté des fleurs comme si elles étaient réservées aux femmes.

On ne m'a jamais nourri, ni même approvisionné. Je n'ai aucune envie qu'une femme occupe ma cuisine, même pour moi. Mais aucune femme aimée n'a jamais fait l'effort de se dire : « Tiens ! il rentre tard ! Il aime ça, je sais qu'il aime tant les huîtres plates, je vais lui en apporter pour ce soir ou lui en faire livrer, ça lui fera tellement plaisir ! »

Aucune n'a jamais eu cette pensée ou alors sans jamais passer à l'acte. Ce n'est pas bien grave. Elles ont pu se dire que j'étais trop exigeant sur la qualité des produits. J'ai toujours eu ce vague sentiment qu'on se souciait peu de mes plaisirs quand je me souciais tant de celui des autres, du sien, du leur. Nourrir n'est pas un geste réversible, c'est un acte non commutatif !

On ne m'a jamais nourri.

Est-ce un appel... ?

Des signes du vieillissement

Nous avons tous des signes que nous nous forgeons peu à peu, auxquels nous savons pouvoir reconnaître, ultérieurement, notre vieillissement irréversible. Je ne veux traiter ni des formes, ni des rides, ni des discours, mais des opérations qui, conjuguées par notre corps et notre esprit, prennent forme de symptômes.

Je me suis fixé trois signes pour les appréhender. Je serai devenu vieux quand mes gendres et mon premier fils, Guillaume, me battront définitivement au tennis de table ; quand je me mettrai à jouer au golf ; et surtout quand je cesserai de nourrir. Le choix est arbitraire mais, s'il suffit à définir le naufrage subjectif, il prend un sens par le franchissement même d'une ligne de démarcation. Il n'a de sens que pour moi-même et de valeur pour juger personne d'autre.

Le premier signe arrivera un jour, c'est fatal : j'ai déjà perdu quelquefois mais je parviens encore à gagner souvent. Je pourrai sans doute éviter le deuxième : je n'ai pratiqué avec enthousiasme que les sports violents – football, rugby, tennis, athlétisme –, ces sports qui me rendaient rubicond, dégoulinant d'une sueur peu appétissante, et que je ne pouvais pratiquer qu'en short. Si, un jour, je me mettais à errer sur un terrain de golf, au beau milieu de ces voitures électriques qui transportent tristement d'un coup à un autre, je sais que ce serait le renoncement à toute violence physique.

Mais le troisième signe est le pire, qu'on m'en fasse ressouvenir si je m'oubliais à ce point ! Je ne peux m'imaginer un jour recourant à un cuisinier ou à un maître d'hôtel pour nourrir ou servir chez moi... Je ne pourrais alors qu'être tétraplégique...

Je pense à ces formes de naufrage pour éviter de ressentir un vieillissement qui peut heureusement souvent se confondre avec une maturation. Peu importent les rides ou les cernes qui ne m'obsèdent guère. Tant que je parviens à manier mon pesant de fonte, rien n'est grave.

J'évoquais le seuil difficile et purement psychologique des cinquante ans. Mais, entre le début de ces récits et leur achèvement, un événement nouveau m'a soudain rajeuni, qui exprime l'avènement de la vie en lieu et place d'une mort toujours moins éloignée : Marie, ma fille aînée, va mettre au monde un nouveau petit à nourrir ! Je m'en réjouis et me presse d'achever ces récits pour ne pas imposer à mes patients lecteurs d'autres textes sur cette nouvelle expérience...

Sabré

Le champagne n'est plus réservé aux fêtes. Il est redevenu ce qu'il est, un vin qui peut être admirable ou méprisable selon les cuvées et les marques – en a-t-on enfin fini avec *ces champagnes de petit producteur qu'on fait revenir*!

Il est un grand souvenir de ma vie qui vient souvent perturber les moments présents. Pendant des mois clandestins, nous nous sommes nourris, elle et moi, de Bollinger tous les soirs. Le Bollinger lui restera toujours associé. Quelques années et deux enfants plus tard, il nous reste un signal commun. Elle m'éditait, j'écrivais, nous nous aimions. Je n'ai jamais participé à une émission de Pivot sans boire une bouteille de Bollinger juste avant d'entrer sur le plateau, pour lever mes inhibitions, dans l'ancrage effectif de mon écriture et de ses corrections. Quelquefois, je faisais un extra et nous offrais un Bollinger R. D., cette cuvée Récemment Dégorgée, mais je crois que je dois nos meilleurs souvenirs au Bollinger 1985 qui fut une année d'exception. Sans doute suis-je injuste pour le 1990, mais le 1985 s'épuisa trop tôt.

Contestera-t-on que j'évoque le Bollinger à propos de nourrir ? On peut écrire *faire manger* ou *faire boire*, qui sont de pâles expressions, mais il n'existe qu'un seul verbe, *nourrir*, pour dire la même chose avec la richesse superposée de la relation. D'ailleurs le premier acte de nourrir, donner le biberon, montre bien l'unité du boire et du manger.

Le Bollinger, ce sera toujours elle. Certaines années sont moins fruitées que d'autres et la richesse de son pinot noir s'y déploie maladroitement. Décidément, le Bollinger, ce sera toujours elle. Et je mets toujours ce champagne au-dessus de tous les autres. Elle aussi, *for ever*.

Le poids du souvenir est tel que, si je n'ai jamais eu l'impression de la tromper en partageant ses bulles avec une autre, j'ai toujours eu le sentiment d'être absent de cette autre tant le goût même et la saveur du Bollinger me ramenaient la bouche, le cœur et l'estomac à elle sans qu'aucune image précise ne s'impose. Son corps est là, pesant. Il n'est pas d'ascension sans pesanteur, écrivait l'aviateur Saint-Exupéry.

Depuis longtemps elle refuse que je la nourrisse et, pendant que je nourris ses enfants, devant elle parfois, il arrive qu'elle reste debout, adossée à l'évier de la cuisine, à l'écart de ma nourriture, me regardant nourrir.

Mais, avec moi, elle boit du champagne, acceptant avec joie que ce soit parfois du Bollinger, mot de fête, d'amour et d'anamnèse.

Qu'on me pardonne de ne pas détailler les mérites gustatifs du Bollinger, je ne peux pas...

Table

DIGESTIONS

Cet ouvrage a été réalisé par

FIRMIN DIDOT

GROUPE CPI

Mesnil-sur-l'Estrée

pour le compte des Éditions Anne Carrière
104, bd Saint-Germain 75006 Paris
en juillet 2002

Imprimé en France
Dépôt légal : septembre 2002
N° d'édition : 238 – N° d'impression : 59888